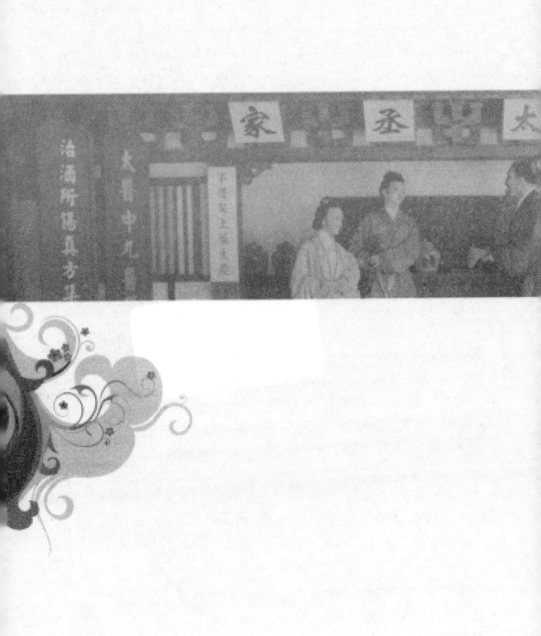

Zhongguo Wenhua
Zhishi Duben

中国文化知识读本

中医外科与华佗

主编 金开诚

编著 孙 尧

吉林出版集团有限责任公司

吉林文史出版社

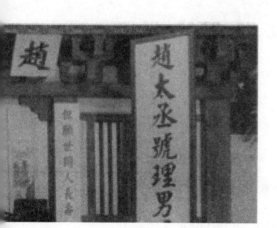

图书在版编目（CIP）数据

中医外科与华佗/孙尧编著．一长春：吉林出版
集团有限责任公司：吉林文史出版社，2009.12（2022.1 重印）
（中国文化知识读本）
ISBN 978-7-5463-1571-3

Ⅰ.①中… Ⅱ.①孙… Ⅲ.①中医外科学－简介②华
佗（145～208）－人物研究 Ⅳ.① R26 ② K826.2

中国版本图书馆 CIP 数据核字（2009）第 236840 号

中医外科与华佗

ZHONGYI WAIKE YU HUATUO

主编/金开诚 编著/孙尧

责任编辑/曹恒 于涉 责任校对/王文亮

装帧设计/曹恒 摄影/金诚 图片整理/王贝尔

出版发行/吉林文史出版社 吉林出版集团有限责任公司

地址/长春市人民大街4646号 邮编/130021

电话/0431-86037503 传真/0431-86037589

印刷/三河市金兆印刷装订有限公司

版次/2009 年 12 月第 1 版 2022 年 1 月第 3 次印刷

开本/650mm×960mm 1/16

印张/8 字数/30千

书号/ISBN 978-7-5463-1571-3

定价/34.80元

关于《中国文化知识读本》

　　文化是一种社会现象，是人类物质文明和精神文明有机融合的产物；同时又是一种历史现象，是社会的历史沉积。当今世界，随着经济全球化进程的加快，人们也越来越重视本民族的文化。我们只有加强对本民族文化的继承和创新，才能更好地弘扬民族精神，增强民族凝聚力。历史经验告诉我们，任何一个民族要想屹立于世界民族之林，必须具有自尊、自信、自强的民族意识。文化是维系一个民族生存和发展的强大动力。一个民族的存在依赖文化，文化的解体就是一个民族的消亡。

　　随着我国综合国力的日益强大，广大民众对重塑民族自尊心和自豪感的愿望日益迫切。作为民族大家庭中的一员，将源远流长、博大精深的中国文化继承并传播给广大群众，特别是青年一代，是我们出版人义不容辞的责任。

　　《中国文化知识读本》是由吉林出版集团有限责任公司和吉林文史出版社组织国内知名专家学者编写的一套旨在传播中华五千年优秀传统文化，提高全民文化修养的大型知识读本。该书在深入挖掘和整理中华优秀传统文化成果的同时，结合社会发展，注入了时代精神。书中优美生动的文字、简明通俗的语言、图文并茂的形式，把中国文化中的物态文化、制度文化、行为文化、精神文化等知识要点全面展示给读者。点点滴滴的文化知识仿佛繁星，组成了灿烂辉煌的中国文化的天穹。

　　希望本书能为弘扬中华五千年优秀传统文化、增强各民族团结、构建社会主义和谐社会尽一份绵薄之力，也坚信我们的中华民族一定能够早日实现伟大复兴！

目录

一 初识华佗

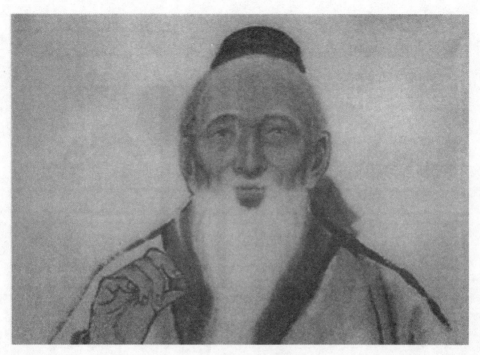

华佗像

（一）华佗生平

华佗，字元化，又名旉，沛国谯（今安徽省亳县）人，杰出的医学家、药物学家，《后汉书》和《三国志》均为他专门立传。关于华佗的生卒年代，因史书中未作明确交代，故一直存有争议。据推测，华佗大约生于公元2世纪初，死于建安十三年（公元208年）以前。据《后汉书》所载，华佗"年且百岁，而貌有壮容，时人以为仙。"意思是说：华佗的年龄虽然已经将近一百岁了，可外表看上去还像青壮年的容貌，人们都拿他当神仙看待，可见他是活了90多岁的。华佗最后惨遭曹操杀害，但究竟被害于哪一年，史书上没有明确记载。《三国志·华佗传》中说："及后爱子仓舒病因，太祖叹曰：吾悔杀华佗，令此儿强死也。"说明华佗是死在曹操的殇子仓舒以前的。那么仓舒又死于哪年呢？仓舒就是曹冲，曾因年少聪慧，想出用船称大象的办法而为人们所知。据《三国志·卷二十·邓哀王冲传》记载："邓哀王冲，字仓舒，少聪察歧疑……年十三，建安十三年疾病，太祖亲为请命，及亡，甚哀。"这就是说，仓舒于建安十三年（公元208年）病逝，由此可以断定，华佗死于建安十三年即公元208年以前。再根据"年且百岁"的说法推算，华佗大约生于公元2世纪初期。

中药铺柜台一角

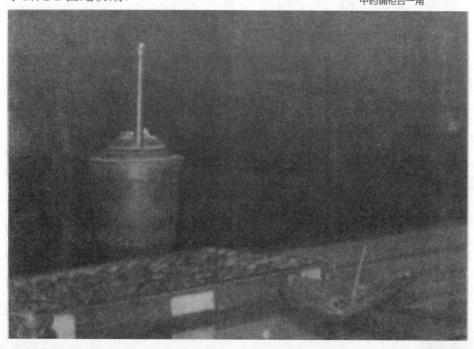

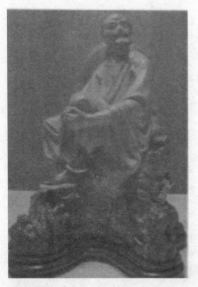

根雕华佗像

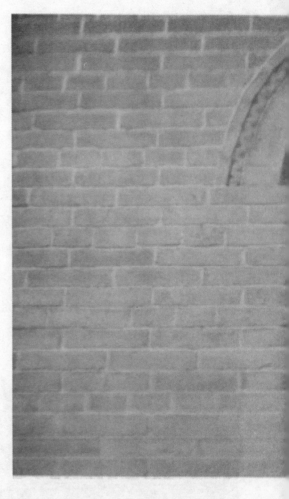

　　华佗生活的时代，是东汉末年三国初期。那时，中华大地上群雄割据、烽烟四起，战争连年不断。加上水旱成灾、疫病流行，人民生活在水深火热之中。耳闻目睹这一切，华佗内心深感痛苦。他痛恨作恶多端的封建豪强，十分同情受压迫受剥削的劳动人民。为此，他不愿做官，宁愿举着金

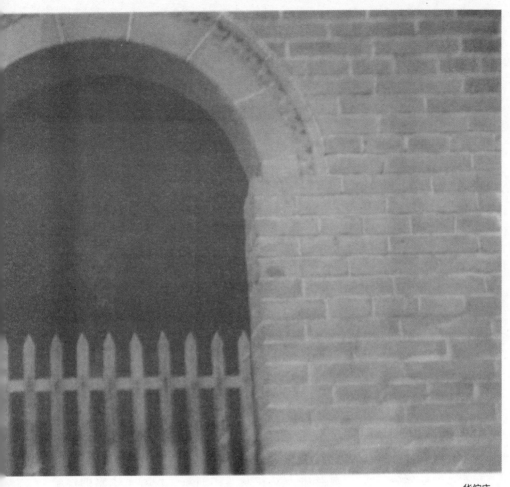

华佗庙

　　箍铃，四处奔波，只希望自己能以微薄之力，
为百姓解脱疾苦。

　　华佗在贫寒的环境中长大，从小博览群
书，精通各种经史子集，并立志学医。他发奋
读书，刻苦钻研，熟读各种医书，从民间吸取
各种宝贵经验，勇于探索，敢于创新，对各种
疾病的治疗和预防都有独到而精辟的见解。

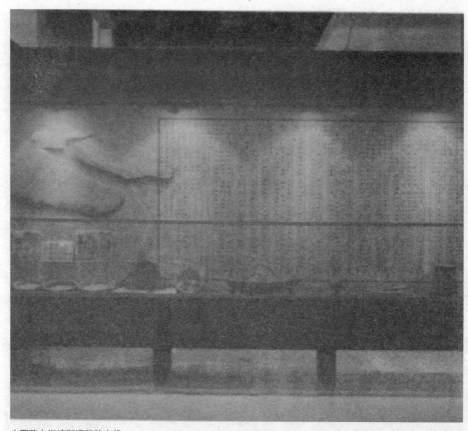

中医药大学墙壁记载的古代
医学

华佗继承了秦汉以来的宝贵医学遗产，在其基础上又有发展和创新，积累了丰富的经验，对内科、妇科、小儿科、针灸科都很精通，而尤以外科最负盛名。

据考证，在汉朝以前，就有人发现了某些具有麻醉性能的药品，但是都被统治阶级用来残杀人民。华佗懂得这类药品的性能，就利用它的麻醉作用，除去它的毒性，将其运用到医药上来，发明了一种称为"麻沸散"的麻醉药。

并采用以酒服用"麻沸散"的方法，达到全身麻醉的目的。他所使用的"麻沸散"是世界上最早的麻醉剂。在手术前让病人服下"麻沸散"，不久病人便会昏睡过去，不省人事了，直到手术后才会醒来，手术过程中痛苦很小。而手术之后，他在缝合的伤口处抹上一种药膏，不但不会疼痛，而且四五天就能好转，一月之内伤口便能愈合，医术十分高明。由于发明和掌握了麻醉术，外科手术的技术和疗效就有了很大的提高，手术治疗的范围也有所扩大。

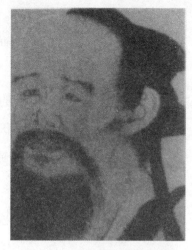

华佗生活在东汉末年

据《后汉书》记载，华佗不但可以做阑尾炎手术，而且已经能做肿瘤切除和胃、肠缝合一类的手术，甚至开胸、开脑手术，且效果良好。当华佗成功地应用"麻沸散"使病人全身麻醉进行手术时，世界其他国家的外科麻醉术尚处于摸索阶段。华佗是全世界第一个发明麻醉药的人，他发明的"麻沸散"比西方国家使用的麻醉剂要早1600多年。这不仅是中国医药史上的一个重大成就，在世界医药史上也是一项突出的贡献。华佗被后世誉为"外科学的鼻祖"。

在医药学的其他领域中，华佗也多有建树。

他擅长于察声望色，对脉象有过专门的研究。在临床诊断方面，魏晋时期著名医家王叔和在他的《脉经》中提到华佗诊断生死的要诀，该要诀主要依据病人面目颜色和病状来判定人的生死，并据当时的医疗技术来确定疾病是否可治，特别是对危殆病人的面容、颜色和行为举止描写得很清楚，包括虚脱、发绀、神志不清、呼吸困难、浮肿等等，可见华佗观察之敏锐、诊断之准确。《后汉书》《三国志·魏书》中记载的许多病例也证明了华佗诊断经验的丰富。

他"精于方药"，在处方上力求简便精当，配制汤剂只用几种药物，也多为常见易得之

《中国朝医学》

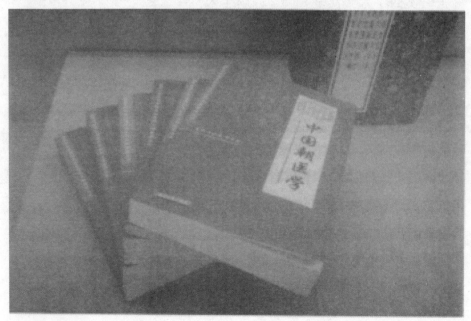

中医外科与华佗

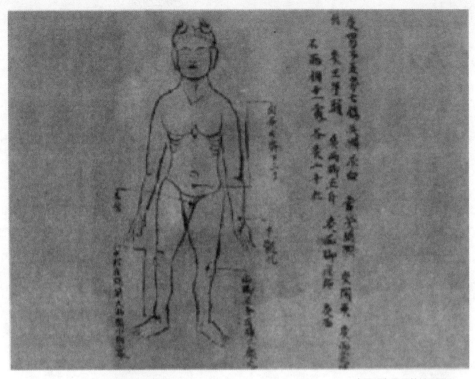

中国现存最早的针灸图谱

品。他心中掌握药物的分量和比例，配药时不用称量，随手抓来就十分精准。煮好药后让病人服用，同时告诉他们用药的次数、用药后的反应和服药的禁忌及注意事项等等。病人用完药后很快就会痊愈。

华佗在针灸上的造诣也十分令人钦佩。为了减轻群众对医疗费用的负担，他尽量采用针灸疗法，因为针灸具有简便、成本低、效果好的特点。不论针刺或艾灸，他总是反复斟酌，挑选最少而最有效的穴位。艾灸不过一两处，每处不过七八壮（壮是艾灸的单

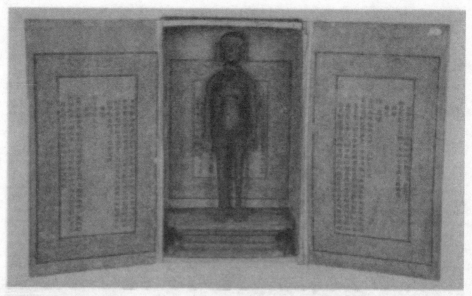

针灸铜人

位，在施行艾灸时，点燃一个艾柱叫一壮），就能把病治好。扎针也只是一两处，只要病人表明针感已经到达指定的部位，便随手拔针，病疼很快消除。华佗创用了沿脊柱两侧的穴位，后世称为"华佗夹脊穴"，至今还在临床中应用着，并且疗效很好。

华佗在预防理论上也有所建树，提出通过体育锻炼来增强体质、预防疾病。可以说华佗是医疗体操的创始人。他反对当时流行的服用丹药以求"长生不老"的说法，明确指出只有经常运动才是健康长寿的办法。他模仿虎、鹿、熊、猿、鸟五种动物的行动姿态，编制了一套名为"五禽戏"

的保健体操。对头、身、腰、背、四肢都可以进行全面锻炼。持之以恒，可以养身除病。"五禽戏"是有史料记载的我国最早的成套的保健运动，是现代各种健身操之先驱，也奠定了中华民族体育健身的先河。

在治疗急症病人时，他已发现体外挤压心脏法及口对口人工呼吸法，也就是我们现在所说的心肺复苏。

华佗还十分注意医药技术的传授。华佗一生弟子众多。所传弟子中有三人最为知名：广陵吴普、彭城樊阿、长安李当之。吴普、李当之均精于本草，分别著有《吴普本草》《李当之本草经》。樊阿善于针灸，且精于深刺，非

中医书籍《脾胃论》

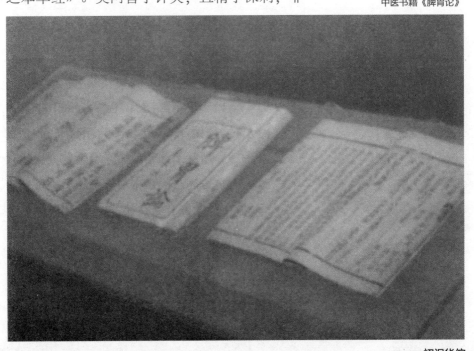

初识华佗

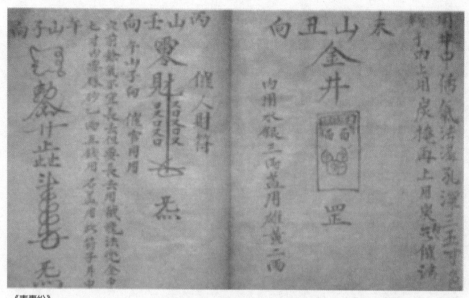

《青囊纷》

但未造成意外事故，还收到了更佳的疗效。他们在不同的领域为医药学的发展做出了贡献，而华佗的教诲是功不可没的。

华佗不仅有高明的医术，而且还很重视品德修养，更有不慕名利的医德。当时，沛国（今江苏北部的沛县一带）相陈珪曾经几次推荐他做孝廉，朝廷太尉黄琬也曾征聘他到京里做官，都被他拒绝了。他宁愿背着药箱，为解除人民的疾苦而到处奔波，也不愿意为官府效劳。他一生行医的足迹，遍及当时的徐州、豫州、青州、兖州各地。根据他医案中所及地名查考，大抵是以彭城（今江苏徐州）为中心，东起甘陵（今山东临清）、盐渎（今江苏盐城），西到朝歌（今河南淇县），南抵广陵（今江苏扬州），西南直至谯县（今安徽亳县），即今江苏、山东、河南、安徽等省广大地区，方圆达数百平方公里。在行医的同时，为了采药他还先后到过朝歌、沛国、丰县（今江苏丰县）、彭城卧牛山、鲁南山区和微山湖。由于行踪地域广阔，又深入民间，广受人民的热爱和尊崇，华佗成为了我国历史上民间传说众多的医家。到现在，江苏徐州还有华佗的纪念墓，可见人们对他的怀念之深。

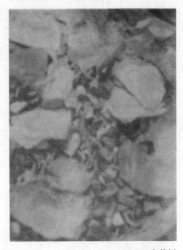

中药材

华佗生前的行医实践经验十分丰富，据史书记载他曾经认真整理出一部医学著作——《青囊经》三卷，可惜他这部总结行医经验的医学著作没有保留下来，仅仅在《三国志》注里保存着有关他治病的部分病例。华佗的著作还有《观形察色并三部脉经》一卷、《枕中灸刺经》一卷、《华佗方》十卷、《华佗内事》五卷，均已散失。旧题华佗撰写的《中藏经》，一般认为是六朝人所撰，其中可能包括部分当时尚残存的华佗著作。此外，目前尚传世的《华佗神医秘传》《华佗先生内照图》《内照法》等，则都是后世托名之作。这些宝贵的医学典籍没有保存并流传下来，

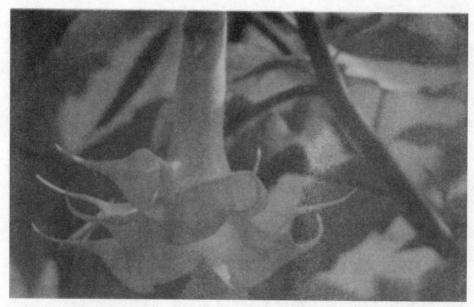

曼陀罗，又名洋金花，是世界上最早、最有效的 麻醉剂

是我国乃至世界医学史上的重大损失。

（二）"华佗"名字的来历

华佗发明了"麻沸散"，以其神奇的医术治愈了无数患者，被人们称为"神医"。可是有谁会知道"华佗"其实不是他的本名。据历史学家考证，他的真名是华旉，字元化。

"华佗"一词，出自印度的梵语"阿伽佗"的译音，是药神之意。华佗生时，印度佛教已传入我国，由于华佗姓华，且医术高明，因此民间便将他尊为具有印度神话色彩的"药神"，而称之为"华佗"，并一直沿用下来，他的本名"旉"反倒不为人所知了。

二 华佗拜师

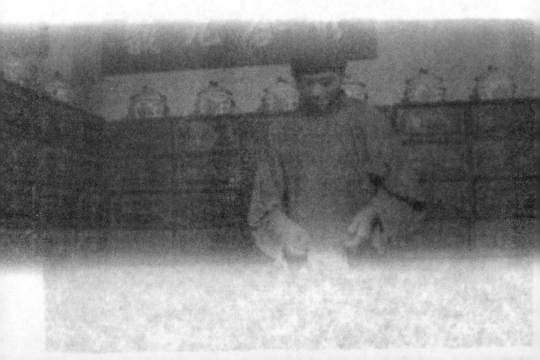

华佗的一生取得了辉煌的成就，这与他从小刻苦学习、认真钻研、敢于尝试、努力创新是分不开的。

（一）少年拜师

华佗从小就爱好医学，喜欢翻看各种医药典籍，经常研究一些连大人们都弄不明白的医学问题。

东汉末年，7 岁的华佗听说一位姓蔡的医生十分厉害，于是决定去拜师学艺。

来到蔡医生家中，行过见面礼后，华佗就规规矩矩地站在一边听候吩咐。

蔡医生的医术高明，医德又好，前来拜师的人很多，所以蔡医生决定先考考他们，选一

称量中药用的秤

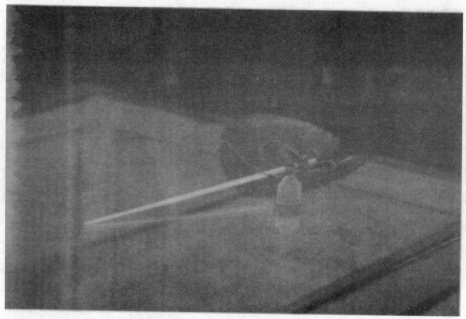

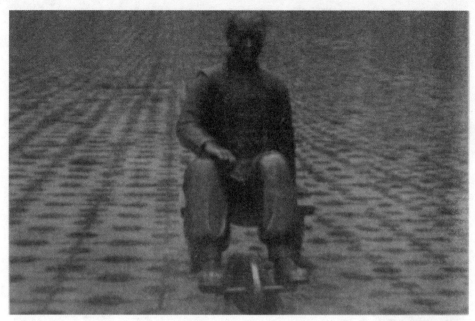

中药铺制药的药碾子

些聪明、有悟性的孩子为徒。

　　他把前来学医的孩子们叫到面前，指着家门口
的一棵桑树，说：

　　"谁能把最高枝条上的桑叶采下来？"

　　"用梯子"。

　　"可我家没梯子。"

　　"那我就爬上去采。"

　　"上面的树枝太细，会掉下来的。"

　　几个孩子争着回答，可是蔡医生对他们的答案
都不满意。

　　华佗站在那里一直没吭声，他想了想说："我
来试试！"便去找了根长绳子，在绳子的一端系上
一块小石头，来到树下，使劲往最高的枝条上一抛。

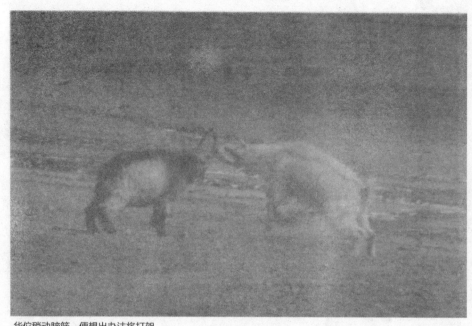
华佗稍动脑筋，便想出办法将打架
的山羊分开

绳子挂住了枝头，华佗稍一用力，就把最上面的枝头拉了下来，一伸手就把桑叶采下来了。始终站在一旁观看的蔡医生，高兴地点点头，说："很好！很好！"

蔡医生正要转身进屋，一回头正好看到院子那边有两只山羊在打架，头顶头、角对角，斗得难解难分。

蔡医生对大家说："谁能想个办法让它们别打架了？"

孩子们一拥而上，推的推，拉的拉，可怎么也分不开。

华佗并没有直接走向山羊，而是拔了一把

鲜嫩嫩、绿油油的野草。

只见华佗来到山羊面前，嘴里叫着"咩——咩——咩"，同时把手中的草送到它们的嘴边。这时，斗得又累又饿的山羊见了绿油油的鲜草，自然是顾不得打架了，扭过头吃起草来。

小伙伴们对眼前这个陌生的同龄人投来了敬佩的目光。站在远处的蔡医生也连连点头，笑盈盈地说："孺子可教，孺子可教也。"

就这样，华佗凭借自己的聪明机智赢得了蔡医生的认可，顺利成为其弟子。

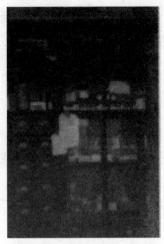

华佗在蔡医生的药铺勤学苦练，很快掌握了许多技巧

（二）勤学苦练

自从被蔡医生收下之后，华佗便在这里当起了学徒。最初三年，扫地打杂，采草药，华佗干的勤快卖力。三年后被派去学习抓药，可铺子里只有一杆秤，师兄们欺他年纪小，霸着秤不让他用。华佗想：若把这事告诉师傅，责怪起师兄，必然会闹得师兄弟之间不和，但不说又怎么学抓药呢？俗话说："天下无难事，只怕有心人。"他把师兄们称过的每样药都用手掂一掂，心里默默记着分量，晚上没人时再用秤对证自己手抓的分量，天长日久，手抓竟与秤称的分毫不差。师傅发现后，非常欣赏，便提前教他开药、治病。

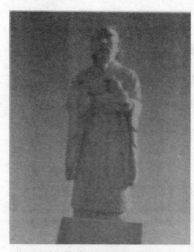

华佗出师后，便开始了游学生涯

一天，李寡妇的儿子下河洗澡，被淹得昏死过去，哭着请蔡医生救孩子一命。只见孩子双眼紧闭，肚子胀得鼓鼓的。蔡医生看后认为没救了，李寡妇便哭得死去活来不肯离开。华佗过来看了看，认为还可以治，蔡医生便让他试试。华佗把孩子伏在牛背上，压出喝进肚子里的水，再让孩子平躺，提起双手，在胸口慢慢一起一落的按压，大约一刻钟的工夫，孩子逐渐有了气息。蔡医生见华佗超过自己，高兴地说："青出于蓝而胜于蓝，华佗，你可以出师了。"

从此以后，华佗便开始了游学生涯，四处寻访名医，继续探求医理。

（三）学有所成

这年，华佗的母亲病故了，这让他更加坚定了治病救人、普济众生的决心。只要是哪里有医术精湛的大夫，华佗就一定去拜师学艺。听说西山有座琼林寺，寺里有位治化道人，精通医术，治病如神，华佗决心前往拜师求学。他只准备了简单的行装，带着乡亲们送的干粮，告别故土上路了。

他一连走了半个多月，脚磨破了，干

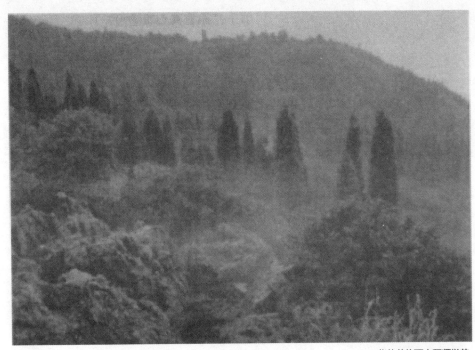

华佗前往西山拜师学艺

粮吃完了，可是还没有看到西山的影子。顽强的求学意志支持着华佗继续走下去，饿了吃野果，渴了喝山泉，终于来到了西山脚下。远远望去，在山顶茂密树林的掩映下坐落着一座寺院，待走到近前，门上的金匾写着"琼林寺"三个大字，这让华佗顿时来了精神，和门口的道童说明了来意后，被引领着拜见道长。

只见这位道长须发全白、身体壮实、精神矍铄，他便是治化道人。华佗上前磕头："师傅在上请受弟子一拜！"

治化道人把华佗上下打量了一番，问："你是来做什么的？"

"弟子是慕名来拜师学医的！"

"你是真心想学吗？"

"真心！"

"那就先住下吧，干几年杂活儿再说。"

就这样，华佗留了下来。

治化道人安排华佗和患者们住在一起，屋里摆满了床，床上躺着的病人，有出血的、有流脓的、有长疮的、有缺胳膊断腿的，他就做一些给这些病人烧水、送茶、涮尿盆、洗疮布等杂事。不管春夏秋冬、白天黑夜他都尽心尽力地照顾着这些病人，一天都没有离开过。华佗还很用心地记下每一位患者的饮食、用药，甚至是排便情况。一晃三年过

华佗在西山药铺内苦学了三年，掌握了很多病例资料

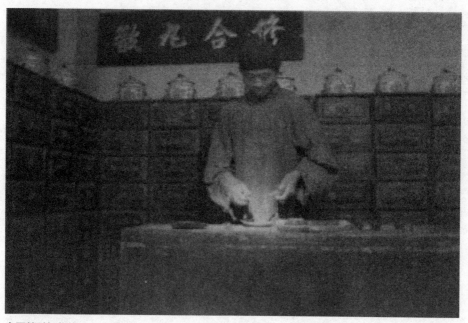

中医外科与华佗

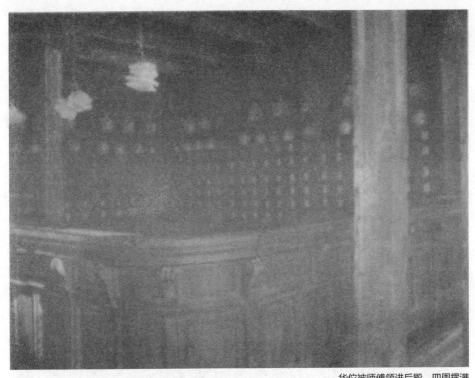

华佗被师傅领进后殿，四周摆满药橱

去了，他积累下了很多的病例资料，还体会到了不少师傅治病的要领。

治化道人见华佗能吃苦、肯用功，准备进一步培养他。

一天，治化道人领华佗来到后殿，这里真是另外一个世界，四周摆满了书橱、药橱，墙上挂满了挂图，地上还有制药用的炉灶。

治化道人对华佗说："你在病房的三年见识了不少病症，可要医好病，单靠这些是不够的，还得多读些医书药典，你就在这里再学三年吧。"

华佗进入后殿，和在病房一样勤奋。他白天读药典、练习熬药，夜里读医书、钻研医理，天天如此，从不懈怠。寒来暑往，一晃又是三年。

一天夜里，华佗正在读书，一个道童冲进来说："师傅病倒了，快去看看吧！"

华佗急忙撂下书本，抬腿就跑。来到师傅床前，只见师傅两眼紧闭，手脚僵硬。华佗上前仔细查看了师傅的病情，对众师

华佗进入后殿，每天钻研医理，一晃又是三年

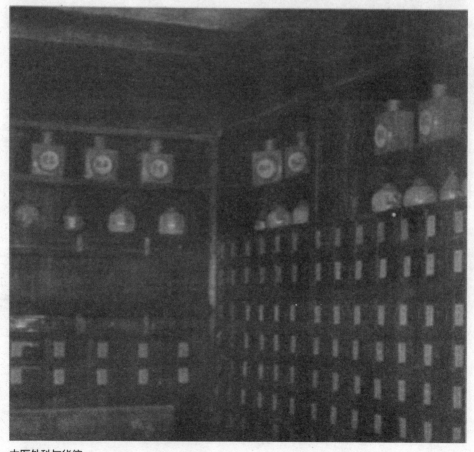

中医外科与华佗

兄弟说："不要紧，师傅没有病，等等会好的。"众人不信，同华佗争执起来，正在这时，治化道人突然翻身坐起，说："华佗说得对，我没病。我的病是装的，就是想试试你们的本事。"众人羞愧无言。

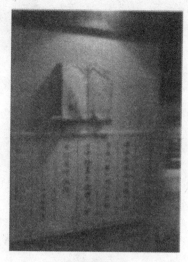

华佗能将原书背出，这是平时苦学的结果

华佗回到后殿，准备继续读书。一进屋子，大吃一惊：刚才摊在桌上没来得及收拾的几本书，已被碰倒的蜡烛烧成了灰烬。华佗悔恨极了，这要怎么向师傅交代啊！华佗急中生智，想这些书自己都能背得出，不如默写一份，还可以弥补一些过失。因为怕被别人知道，就每天在夜深人静时偷偷地默写，夜以继日，只用了一个月的功夫，就把几本书默写完了。华佗正准备把默写好的书装回原处，师傅来了。

"不用装了，原书在此。"

原来师傅是想检验他书读得如何，便用偷梁换柱之计，烧了三本假书。见华佗一字不错地把书默写出来，十分高兴。

"华佗，你学艺六年来，几次考试都很令我满意，现在可以下山为百姓治病了。"

华佗拜别师傅，踏上了独立行医的道路。

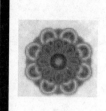

三 华佗与针灸

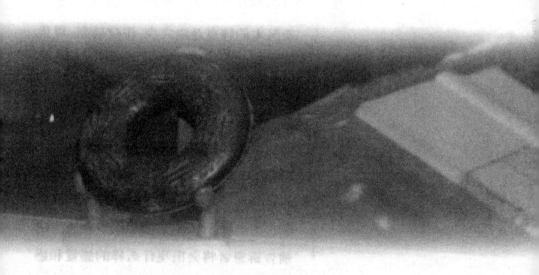

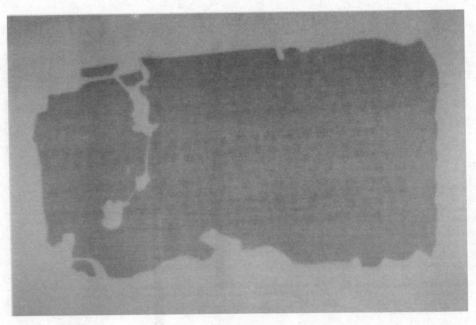

《足臂十一脉灸经》

华佗的针灸术造诣很深，其在针灸治病上的建树，也为后人所称颂。华佗针灸医术的特点是取穴少，但疗效高。现代中医临床应用的"华佗夹脊穴"就是华佗根据临床经验首创并使用的。

（一）华佗夹脊穴

华佗对针灸很有研究，据《三国志》记载：他针灸用穴少、疗效高。"若当灸，不过一两处，每处不过七八壮，病亦应除。若当针。亦不过一两处。"并且会提前告诉患者将会出现什么样的感觉和感觉的传导方向，当患者告诉华佗，针感已经传到了华佗认为应该

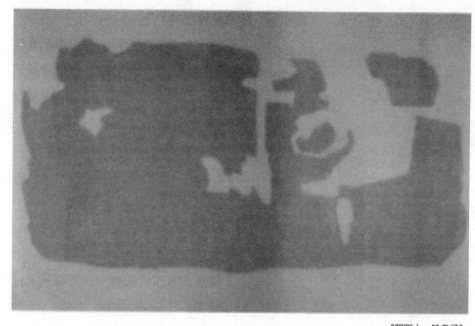

《阴阳十一脉灸经》

到达的地方后，随即起针，患者的病就好了。

　　一次，一个老太太来请华佗治牙痛，华佗仔细询问了病情并察看了她的口腔，只见牙龈红肿，知道是风火牙痛（炎症）。他在病人双手的拇指与食指间的合谷穴各扎了一针，病人皱了一下眉头说："有点儿胀，有点酸痛，还有点儿麻。"华佗见产生针感了（在针灸学上叫做"得气"），就将针转了几下，问病人有什么感觉，回答说："酸麻得厉害，直往肘窝上窜。"华佗又将针上下提插地捻转了几下，病人说："连肩胛骨也酸胀起来了！"华佗迅速将针拔出，再问病人有什么感觉。老太太叩叩牙齿，高兴地说："啊呦，牙不疼了，不疼了！华大夫，您这可真是神针啊！"

有一个腹痛的病人，刚才还在哭爹喊娘地叫疼，华佗只给他在两腿膝盖下方的足三里穴等处扎了几针，病人很快就平静了下来。

又有个小伙子扭伤了腿，肿痛异常，不能行走。华佗一面给他扎针，一面点燃艾柱在几个穴位和疼痛的地方熏了一番，病人顿时觉得疼痛减轻了许多，以后连续治疗了几次就全好了。

华佗在传统针法和灸法的基础上进行了创新。

有一次，督邮徐毅请华佗看病，说是昨天请医官刘租给扎了针，可扎针以后，病不

铜人名堂近景

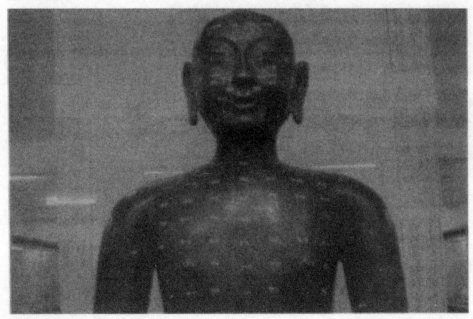

中医外科与华佗

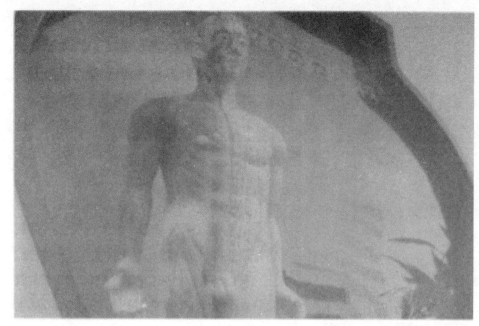

人体经脉、穴位模型

但不见好，反而咳嗽起来，而且越来越重，已经
不能平卧了。华佗给徐毅详细地做了检查，发现
徐毅是被扎伤了肺脏，没法救了。徐毅果然很快
就死了。现在看来，徐毅可能是被扎伤了胸膜，
空气进入胸腔，压迫了心和肺。这种情况被现代
医学称为"人工气胸"，靠当时的医疗技术是很
难救治的。而造成事故的原因，是刘租按古人的
取穴方法来进行针刺治疗。按照古法，脊柱两旁
一系列穴位称为"夹脊穴"，距离脊柱正中线旁
开一寸半，穴位下方正是肺脏所在，在针刺过程
中只要稍有偏差便很容易伤及肺脏。华佗结合自
己的治疗经验，认为应当改为距离脊柱正中线旁

开半寸来取穴。这种方法明不但操作安全，而且提高了疗效，从此以后这一系列穴位被命名为"华佗夹脊穴"，并且一直沿用至今。

华佗的学生樊阿继承了他的针灸技术，而且善用深刺。他针刺背部"华佗夹脊穴"时可刺入一二寸，针刺腹部穴位甚至达到五六寸，打破了当时胸背部的穴位不可以随便针刺，即使针刺也不能超过三四分的说法，并且提高了治疗效果。可以说是对华佗针灸经验的进一步发展。

有位客人来拜见华佗。华佗让徒弟吴普出来迎接。吴普来到门外，向客人道：

华佗发现了夹脊穴，并运用于针灸治疗

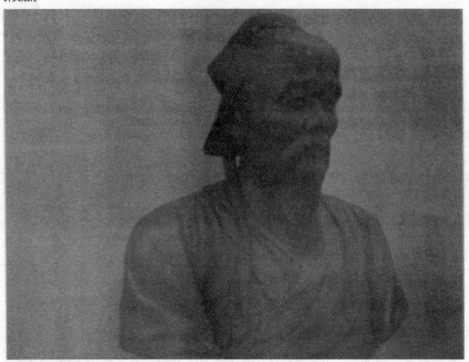

中医外科与华佗

"师父说，请你自己进来。"

客人听了，心里很奇怪，华佗一向热情好客，以前来访时，他总是迎到门外，今天却让我自己进来，不知是何缘故？

客人走进客厅，不见华佗，便问："人在何处？"

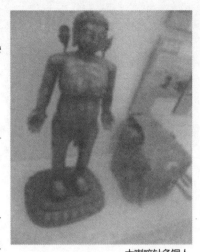

大喇嘛针灸铜人

"请进！"华佗在内室答道。

客人推开内室的门，只见华佗光着身子，躺在炕上，浑身上下扎满了许许多多大大小小的银针，自己还不时用手搓来捻去、上提下插。客人见了一惊，问：

"你……在干什么……"

"哈哈哈……"华佗见状笑了起来，说："快进来，快进来坐，我马上就起来了。"说罢，把身上大大小小的银针拔了下来。客人走近他，不解地问："你这是在干什么呀？"

"扎针呀！"华佗若无其事地回答。

"怎么，你病了？"

"不，不，这是给病人治病。"

客人听了，更加不解，又问道：

"你给别人治病，可这针怎么扎在你自己身上啊？"

"不扎自己，怎么能知道穴位是不是

找得准！针感是不是传导到位啊！不拿自己练熟了咋能乱扎别人呢！"

"可是，自己扎自己的肉，不疼吗？"

"哪能不疼呢，可是要想治好患者的病，首先就是要熟练地掌握技术，只有技术纯熟了才能更好、更快地帮他们治好病，比起病人的痛苦，我这点痛又算得了什么啊！"

客人听了，频频点头，赞叹不已："医者仁心啊！百姓有你这样的好医生！幸事也！"

古代医疗器具

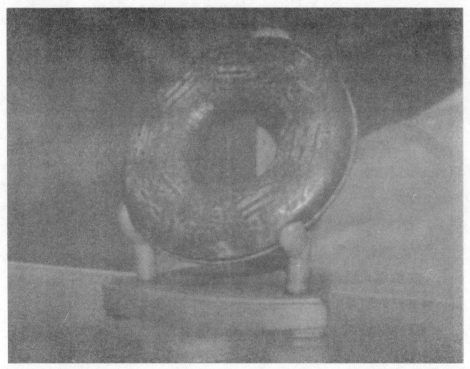

中医外科与华佗

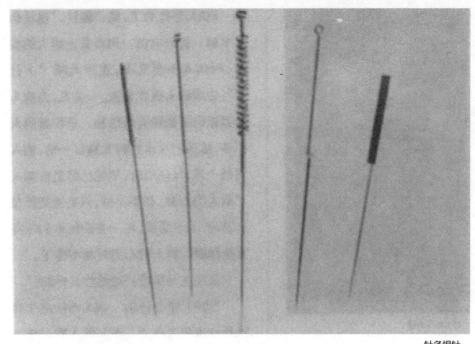

针灸银针

（二）穿心针法

有位年轻的壮汉得了"心气病"（即胃病），经常喊心口疼。他病了好多年，四处求医吃药也不见效，医生想用针灸给他治疗又不敢下针。因为医生有："针筋不针心"的禁忌，心是人身上最重要的脏器，如果扎针失误，病人就可能有生命危险，一般的医生都不愿意轻易冒这个险。

有一天，这汉子的心气病又发作了，疼得他大喊大叫，满地打滚。请了很多医生来看，都说病人得的这病，非得扎针不可。但是，又没有一个医生敢下针。

这时，华佗来了，说："能针。"他让病

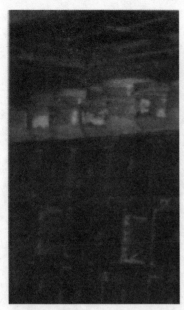

小镇上的中药铺

人平躺，按好穴位，用布蒙上病人的眼睛，叫病人不要乱动，连声大喊"下针了"，造成病人极度紧张。一会儿，当病人的紧张情绪稍稍有所缓和，华佗趁病人不备，猛然把凉水往病人胸口一喷，病人突然一惊，与此同时，华佗已经把针刺入了病人的心窝。稍事停顿，只见他把针左右转动，上下提插，在一旁的医生们吓得直揞眼睛。病人的心当时就不疼了。

众医生问华佗："这是什么针法？"

"这叫'穿心针法'。病人得的这个病用此针法最为合适，先在病人胸口喷一口冷水，使病人的心猛然间收紧，同时下针，针要刺在胸腹之间的膈膜里。一定要快、要准，稍有差池，针扎到病人的心上，人立刻就会被刺死。"华佗把针法详细而又毫无保留地告诉了众医生。

众医生听了他的话，都十分钦佩。

华佗告诉大家说："这种针法是我从实践中摸索出来的，并没有什么精妙的医术。只要胆大、心细、眼准、手快，就行了。"据说，由于得到了华佗的真诚传授，后来很多医生都学会了"穿心针法"，并用这种针法治好了很多得"心气病"的人。

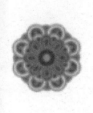

四 华佗与麻沸散

早在公元前 4 世纪，中国古籍中就已经有了使用麻醉药的记载。华佗总结了前人的经验，发明了最早的麻醉药——"麻沸散"（《后汉书》《三国志》等史书均有记载），首创了用酒服用"麻沸散"的全身麻醉术，并成功地运用到外科手术中。他发明的"麻沸散"对后世影响颇大，这在中国医药学史上是空前的，在世界麻醉史和外科手术史上也占有重要地位。

　　"麻沸散"这种全身麻醉术也流传于朝鲜、日本、摩洛哥等世界多个国家。据西欧的《世界药学史》编者鲁化说："阿拉伯医学家用一种吸入的麻醉剂，恐从中国学来。

曼陀罗是制作麻沸散的原料

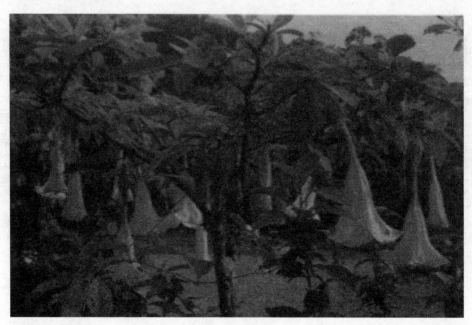

中医外科与华佗

被称为中国希波克拉底（古希腊的著名医学家）的华佗，很精通此种技术。"华佗的全身麻醉术在当时世界上是最先进的，欧洲人发明麻药，到现在还不过一百多年的历史。在这之前，用的是放血的方法。血放多了，人就晕过去了，再进行手术。这种方法非常危险，病人多半都会死亡。公元1842年，法国人黑克曼开始用二氧化碳来作麻药，但是这只能用来麻醉动物，不能用在人的身上。公元1844年，美国人柯尔顿用笑气（一氧化二氮）做麻药。公元1847年，英国的一位化学家发明了氧化氮、氯仿麻醉剂，但效果都不理想。直到公元1848年，美国人莫尔顿才开始用乙醚来做麻药，并手术成功，现在的西医还经常用乙醚来做全身麻醉。

中医仿单

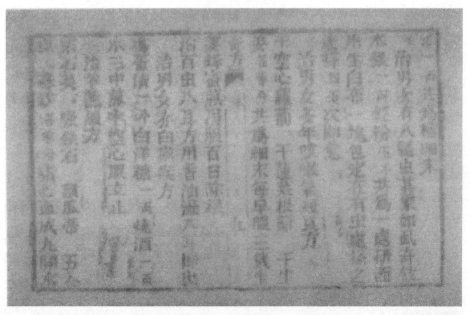

华佗与麻沸散

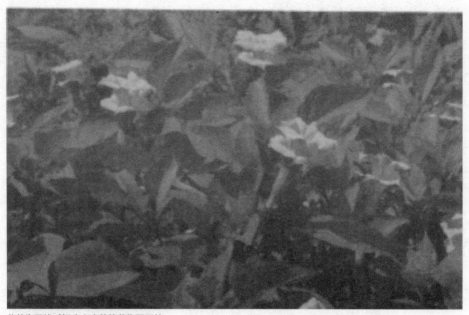

华佗为寻找减轻病人痛苦的药物而四处奔波

也就是说，西医用的全身麻醉药至少比华佗晚 1600 年左右。

但遗憾的是，华佗发明的"麻沸散"的原方已经失传了，这不但是我国医药学史上的重大损失，也是世界医药学史上的巨大遗憾。

（一）创制麻沸散

"麻沸散"发明之前，华佗就能够给病人做手术，但病人常常因剧烈的疼痛，拳打脚踢，使手术无法进行，华佗只好把病人捆起来。可这样还是不行，病人看见华佗手中的刀，就吓得大声惨叫。看到病人们痛苦的样子，华佗十分心疼，能不能有什么办法解决呢？这个问题始终困惑着华佗。

有一天，几个人抬着个受伤的汉子来看病。华佗一看，病人的腿摔断了，人已经昏迷。于是立即给他动手术。

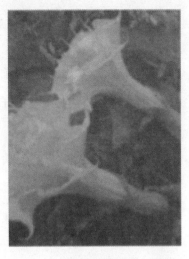

麻沸散的配制原料——曼陀罗

因为病人伤得很重，华佗来不及像往常那样捆住病人，就开始了手术。起初，华佗怕病人乱动，叫护送病人来的人帮忙使劲按住病人，可没想到的是整个手术过程中病人毫无痛苦挣扎的意思，手术竟进行得十分顺利。

华佗做过不少手术，但这种情况还是第一次碰到，这是怎么回事呢？

华佗仔细观察，闻到一股酒味，原来这个人是喝醉了的。华佗心中一动：人喝醉了就会失去知觉，给他动手术，他竟一点儿感觉都没有，当然也不知疼啊！等他醒来知道疼时，手术早做完了，这真是太妙了！如果能有这样一种药，手术前让病人吃下去，病人马上烂醉如泥，再动手术，不但可以减轻病人的痛苦，还可以使手术顺利进行。

从那以后，华佗便试着使用这个办法来给病人开刀，把它叫做"沉醉法"。

可试用了一段时间，华佗觉得并不理想。小手术还可以，可要是动大手术，病人还会感觉疼。他又冥思苦想起来，但一直没能想出更好的办法。

有一次，华佗外出行医，碰到一个奇怪的病人。此人牙关紧闭，瞪着双眼，口吐白沫，手攥着拳，躺在地上一动不动。华佗上前仔细观察他的神态，切了脉象，摸摸额头的温度，一切都很正常。又问问家属病人以前是不是得过什么病？病人家属说："他身体非常好，什么病都没有，就是今天误吃了几朵臭麻子花(又名洋金花)，才变成这样的。"

华佗听了，忙说："快拿些臭麻子花拿来

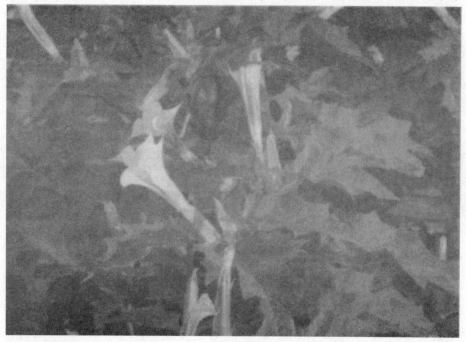

曼陀罗也叫洋金花，俗称臭麻子花

中医外科与华佗

给我看看。"

病人家属连忙找来了一棵连花带果的臭麻子花，华佗拿过臭麻子花又是闻、又是看，还摘了一朵花放在嘴里尝了尝。顿时觉得头晕目眩、满嘴发麻。"好大的毒性啊！"

华佗找到了病因，对症下药，用清凉解毒的办法很快就把病人治好了。华佗临走时，没收诊费，只要了一把连花带果的臭麻子花。

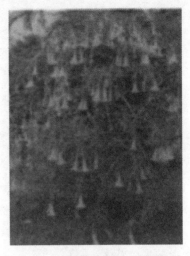

华陀用于麻醉的"麻沸散"含有洋金花成分

华佗把臭麻子花带到家，高兴地对老婆说："这回我找到了能麻醉人的草药了。"

他老婆瞟了一眼说："我当你得了什么宝贝呢？原来是臭麻子花，有什么稀罕，这东西我娘家房前屋后到处都是！"

华佗说："真的吗？那太好了，你赶快到你娘家去多收些臭麻子花来，我要配麻醉药用。"

他老婆听了把嘴一撇说："天天听你念叨着配麻醉药，可从没见你成功过！"

华佗听了，笑着说："世上无难事，只怕有心人。我一定能把麻醉药配制出来。"

从那天起，华佗就开始对臭麻子花展开了实验。他先尝叶，再尝花，然后再尝根。

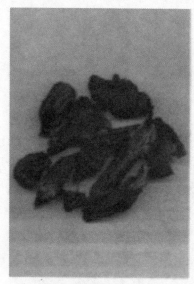
草乌也是制作麻药的原料之一

最后发现，要数臭麻子果的麻醉效力最强。

又有一天，华佗在山上采药，见猎人抬了一只死虎下山，虎嘴里还横穿着一支长箭。华佗便问："这么大的老虎，怎么打死的啊？"猎人指着箭说："是用毒箭射死的。"华佗刚要伸手去摸箭，猎人忙上前拦住了他，说："箭头上有麻药，危险！"华佗心想：什么样的麻药能把老虎给麻死呢？为了弄清麻药的根源，华佗多次到猎人家登门请教。最后猎人终于告诉了他麻药是用曼陀罗的种子、草乌和天南星制成的。华佗听了非常高兴，又把这几味药进行了详细的研究。

华佗通过查阅大量的医药学典籍，拜访名医，收集民间偏方、验方，再结合自己的临床经验和实验研究，把有麻醉作用的药物经过无数次的反复炮制和配比，终于制成了麻醉药。他又把麻醉药和酒结合起来使用，使麻醉效果达到最好。这就是对后世影响深远的"麻沸散"。从此以后，再也听不到患者手术时的哭闹声，更看不到为了给患者做手术而把患者捆起来的场面了。

（二）"麻沸散"名字的来历

由华佗首创的全身麻醉剂——"麻沸散"，对后世的医药界产生了重大而深远的影响，可是它的名字是怎么来的呢？

这年，华佗带着妻子云卿和长子沸儿到江东一带去采集可以制作麻药的草药。不料沸儿误食一种紫红色的野果，麻醉而死。这野果正是华佗寻觅已久具有麻醉作用的草果。华佗夫妇洒泪祭子，因为孩子是为了他制造的麻药牺牲的，华佗就把用这种草果炼制的麻药取名为"麻沸散"，以纪念他们的儿子。后来，华佗又发现人醉酒时的沉睡状态，采用以酒服用"麻沸散"的方法，达到全身麻

生草乌

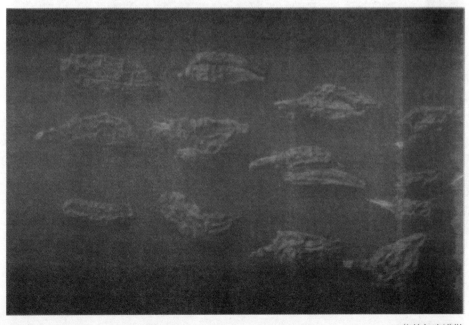

华佗与麻沸散

045

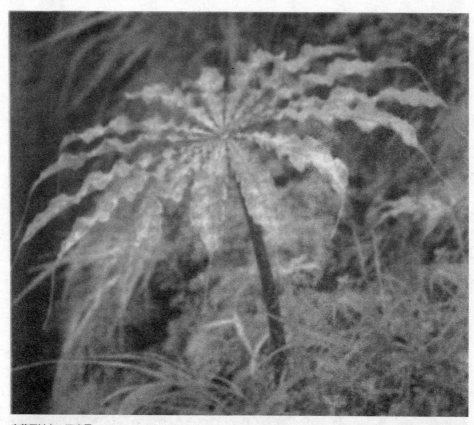

麻药原料之一天南星

醉的目的，使"麻沸散"得到了进一步的完善。

由于华佗发明和掌握了全身麻醉术，不但扩大了手术治疗的范围，而且提高了外科手术的技术和疗效。华佗为了治病救人，做出了巨大的牺牲，但是能使他得到安慰的是，由于"麻沸散"的应用不但救活了成千上万的病人，也造福了后世万民。

五 华佗与外科

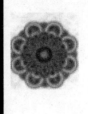

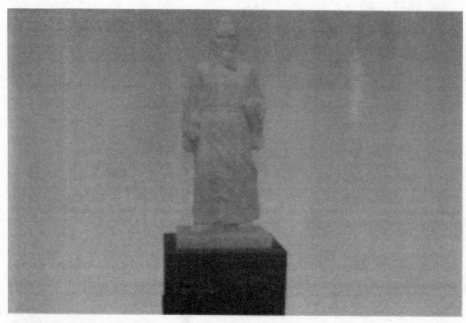

华佗是我国历史上第一位实施外科手术的医生

华佗是我国医学史上为数不多的杰出外科医生之一，他善用麻醉、针、灸等方法，特别是擅长开胸破腹的外科手术。由于"麻沸散"的发明和应用使中医外科学有了长足的发展和进步。不但提高了诊疗效果，也扩大了治疗范围。华佗成功地完成了许多大大小小的手术，成为中国历史上第一位能够实施开腹手术的著名外科医生。

过去人们受儒家思想的影响，认为"身体发肤受之父母，不能有丝毫损坏。"要开肠破肚，哪里还能有命，所以他们宁肯等死，也不开刀。是华佗用他神奇的医术打破了这一迂腐的见解，使中医外科学得以发展进步，所以后世的医生尊华佗为"中国外科的鼻祖"。

（一）巧用毛笔治喉痈

从前，有个姓掌的大户人家，有一个独生女儿，取名掌上珠。

一日掌上珠喉咙痛，经医生诊断为"喉痈"（就是现在所说的扁桃体脓肿），需要服药治疗，可掌小姐从小娇生惯养，怎么肯喝苦药。就这样过了几天，掌上珠咽痛加剧，还发起了烧，连喝水也困难了。此时，医生告诉掌上珠的父母，如果再不为掌小姐开刀排脓，恐怕会有生命危险。一家人被吓得慌了手脚，连苦药都不肯吃的大小姐，又怎会受开刀之苦啊！一时间都不知如何是好。

正巧华佗行医路过此地，就被掌家人请了来，详细了解了病情之后，华佗说："这病好治，不用开刀割肉，只要用毛笔沾上药液涂在喉咙上就可以治好了。"掌大小姐一听不用开刀，便欣然同意了，随后华佗取出毛笔蘸满了药液，只在她的咽喉上轻轻涂了一圈，她便开始吐出大口大口的脓血，顿时觉得胀痛减轻了不少，随后也能喝水、喝汤了。掌家人对华佗千恩万谢。

华佗巧用毛笔治喉痈

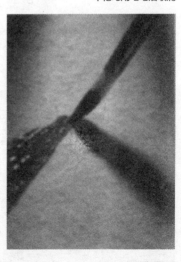

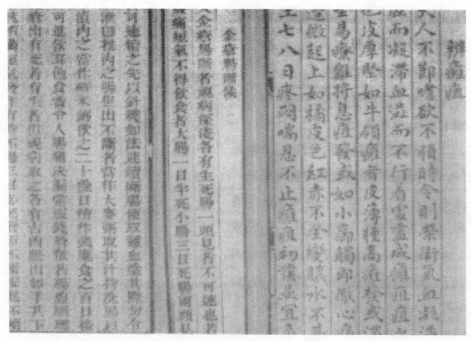

《诸病源候论》与《刘娟子鬼遗方》

可是，大家都很好奇华佗是怎样用毛笔把病治好的。

原来华佗在手中的毛笔里藏了一根银针，假借涂药之机，刺破患处，达到切开排脓的目的，从而治好了掌小姐的"喉痈"。

（二）半夜治肠疾

一天，华佗外出行医回来，累得浑身疼痛、疲惫不堪，连晚饭都没吃就上床睡了。他的妻子看了心疼，对徒弟吴普说：

"你师傅太累了，今晚就让他好好睡一觉吧！有人敲门求医，就说他不在家。"

"嗯！师傅是该好好歇歇了。"吴普答应了。

这天深夜真的就有人来敲门看病，吴普应门道：

"师傅不在家，有病明天一早来看吧！"

敲门的是个女人，一听华佗不在家，便大哭起来："这可怎么办？今夜要是请不到华神医，我丈夫就没命了！呜呜呜……"

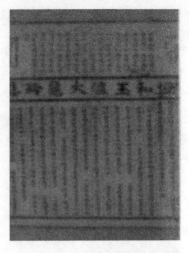

恒和玉炉火龟龄集仿单

华佗被哭声惊醒，听说有病人，马上爬起来。妻子连忙拉着他说：

"你太累了，该好好休息休息，看病的让她明天再来吧，再说以往半夜来叫门看病的也都不是什么急症啊！"

"胡说！"华佗边穿衣服边说，"事情有急有缓，病情有轻有重，看病是救命，救命就是救火，慢一步是要耽误人家性命的！再说，没看到病人，你怎么知道这次来的不是急症！快开门，让病人进来。"一边说着，一边迎了出去。

开了门，病人被抬进家来。

病人的妻子一见到华佗，跪在地上就叩头，求华佗救救自己的丈夫。

华佗把她扶起来，让她不要担心，便

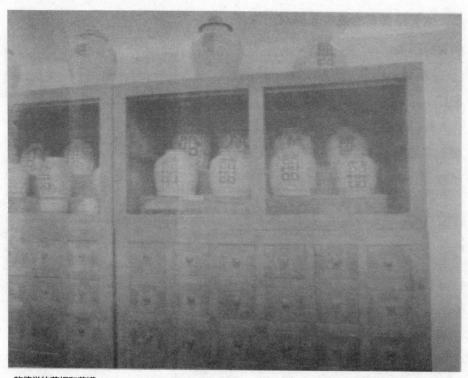

乾德堂的药柜和药罐

上前去看病人。这一看猛然吃了一惊，来人得的是"阳肠疾"（就是现在说的肠梗阻），肠子已经溃烂，针灸已经没有用了，必须立刻开刀把溃烂的肠子截掉。事不宜迟，让病人服下"麻沸散"后，华佗师徒马上开始了手术。由于治疗及时，病人很快转危为安了。手术后，华佗对吴普说：

"要是再迟一顿饭的工夫，这病人就没救了，多危险啊！刚才你为什么要说假话呢？"

"师傅，我……"

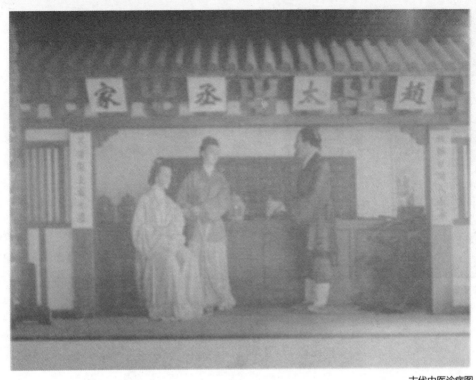

　　"今后不要再说谎了。"华佗说："医生对病人说谎，是会害死人的。"

　　又转过头对妻子说："我知道你是心疼我，想让我多休息，可是作为一个医生，只想到自己的得失，不为病人着想，那是医生的良心所不允许的啊。"

　　华佗的妻子红着脸点头答应着。经过了这一次，她更加理解，也更加支持华佗了。

（三）刮骨疗毒

　　历史上流传的华佗治病救人的事情很

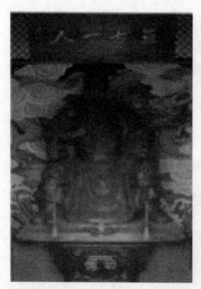
关帝像

多，其中最著名的要算是《三国演义》第七十五回中华佗为关云长"刮骨疗毒"的故事了。

三国时期，魏蜀吴恶战连连。蜀国大将关羽在樊城攻打魏国曹仁军队时，右臂中了毒箭，伤口渐渐肿大，十分疼痛，不能动弹。军医们束手无策，不知如何处理。众将官请关羽班师回荆州调治，关羽不允，说："我不能因为受了一点小伤，而误了军国大事。"众人只好四方访寻名医，可伤势始终不见好转。

正在生死攸关之时，华佗出现在军营中。

"先生四处行医救人，今日怎有空来我帐中？"关羽迎到帐外，很是惊喜。

"佗久仰君侯乃是忠义之人，今闻听君侯受伤，特赶来医治。"华佗表明了来意。

"劳先生费心。"关羽将华佗请入帐中。

华佗为关羽详细地检查了伤势之后，说："君侯的手臂若再不加以诊治，恐怕就要废掉了！箭毒已入骨，现在唯有剖开皮肉，刮骨疗毒方能治愈。"

"那就劳烦先生动手吧！"

"君侯可受得了疼痛？"

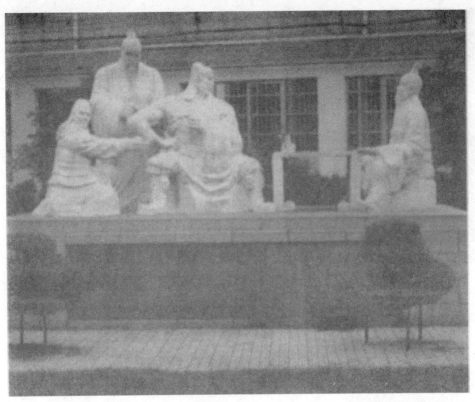

《三国志》生动地记载了关羽因中毒箭，华佗为其刮骨疗毒的故事

"我乃久经沙场、出生入死的军人，千军万马尚且不怕，疼痛能奈我何！"关羽笑着说。

"那好！先请君侯命人在院中立一根柱子，上栓铁环，把您的右臂伸进铁环中，紧紧缚于柱子上，再把您的眼睛蒙上，佗方可动手。"

"这又是为了什么？"关羽不解。

"刮骨疗毒之时，场面甚是恐怖，恐君侯看到后难以自持，故出此策。"华佗说出了他的担心。

"哈哈哈"关羽捋着胡子大笑，"先生远道而来，请先用些酒菜！"

华佗以为关羽自会命人安排，就坐下来吃饭

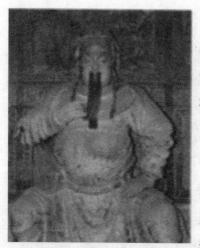

华佗为关羽非凡的勇气和毅力所折服

了，关羽陪华佗吃了一会儿，让人备好了棋盘和酒，又找来了马良与自己对弈，把右臂伸给华佗，说："请先生动手吧，我照样下棋吃酒，还请您不要见怪！"

华佗见此情景也不再多说什么，在关羽的胳膊下面放了个空盆，开始了手术，他抽出消过毒的尖刀，割开关羽胳膊的皮肉，露出了骨头，只见骨头已变成青色。他用刀"悉悉"地刮着骨头上的箭毒，血流了满满一盆，在场的将士和军医都吓得掩面失色，唯独关羽仍继续下棋喝酒，像是没这回事。待箭毒刮净后，华佗将伤口缝合复原，敷上药，包扎好，告诉关羽手术已经结束了。

关羽站起身来，伸了几下胳膊，转身对华伦说："此臂伸舒如故，并无疼痛，先生真神医也！"

华佗收拾好自己的东西，说："自我行医以来，从未见过像您这样了不起的人，君侯实乃神人啊！"

关羽要重赏华佗，被华佗婉言谢绝了，留下了一帖药，拜别了关羽，继续行医去了。

华佗超群的医术和关羽非凡的勇气被人们称颂，"刮骨疗毒"的故事更是尽人皆知，流传至今。

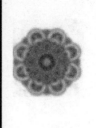

六 华佗与"五禽戏"

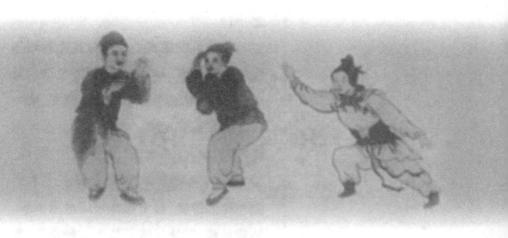

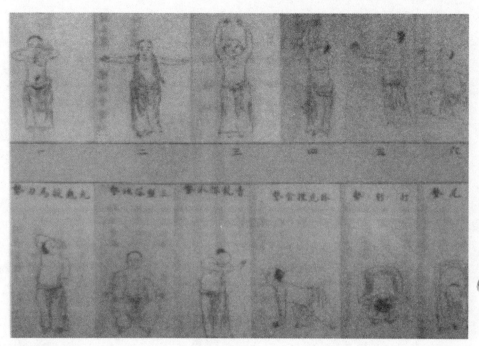

易筋经十二势图

华佗是中国古代医疗体育的创始人之一。

华佗不但重视治病，对养生和预防保健也很注重。华佗对前人的"气功""导引"等锻炼方法进行了详细的研究，结合自己的理解和实践，创编了一套医疗保健体操，取名"五禽戏"，就是模仿虎、鹿、猿、猴、鸟的动作姿态，使全身关节和肌肉都得到舒展。经常锻炼可以疏通血脉、防病祛病，即使只练习其中一种动作，也会使人稍稍出汗、消除风寒、增加食欲。据传说，华佗在许昌时经常指导许多体弱的人做"五禽戏"，效果很好，很受群众欢迎。

华佗的"五禽戏"继承和发扬了我国古代

"圣人不治已病，治未病"（意思是说，聪明的医生不注重治疗已得的病，而注重治疗未发生的病，即注意预防疾病）的重视预防的传统思想。他认为只有运动才能达到预防疾病的目的。还经常用"户枢不蠹，流水不腐"这两句话来说明人要经常运动、锻炼身体的道理。意思是说：门轴经常转动，所以不会被虫蛀；水不停地流动，所以不会腐败。人体也必须经常活动，才能使血脉流通，不易生病。他的学生吴普按照这个方法坚持锻炼，活到九十多岁，耳不聋、眼不花、牙齿完整、身体结实。

（一）创编五禽戏

华佗为了采药或出诊，经常要经过深山老

五禽戏图

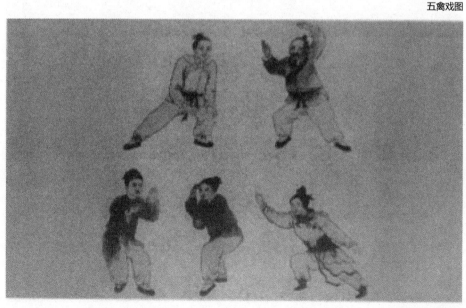

华佗与"五禽戏"

林，也常常会看到各种动物，他常常感叹，人是万物之灵，可是却不能像动物那样健壮、敏捷，还会经常得病，我们能不能从动物身上学到些什么呢？

一天，他在研读我国古代经典医学著作《内经》时，被一句话触动了：

"圣人不治已病治未病，不治已乱治未乱。"

如何能治在"未病"之前呢？平日的饮食起居要有良好的习惯是很重要的一个方面，许多病都与饮食或休息不正常有关。但另一方面，还要注意适当的运动。

他的眼前又浮现出了咆哮疾驰的老虎、

《黄帝内经灵枢》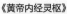

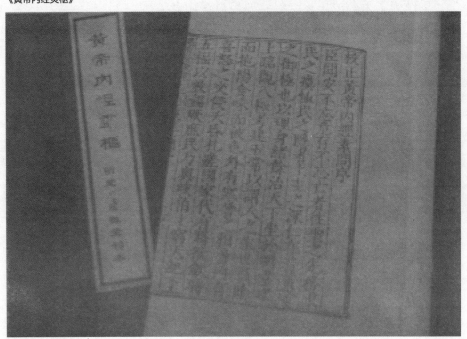

中医外科与华佗

轻盈跳动的野鹿、敏捷灵巧的猿猴、行动稳重的黑熊以及自由飞翔的小鸟。人如果能把这几种动物的长处学来，勤加锻炼，肯定能强身壮体，延年益寿。

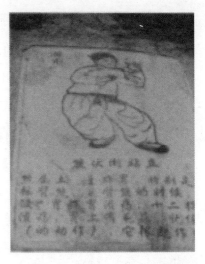

五禽戏图

从那以后，华佗更加留意观察这些动物，仔细琢磨分析它们每一个动作的要领。可是虎、熊都是凶猛的野兽，平时人们根本无法接近。华佗总是千方百计地找机会观察。

有一次，在华佗采药回来的路上，忽然看到一只老虎在小溪旁喝水。这只老虎大概刚饱餐了一顿，在水中嬉戏起来。华佗看它左扑右扑的样子十分矫健，也学着它的样子动作起来。正在兴起时，他的药篓从肩膀上滑下来，"哗啦"一声，华佗立刻蹲在地上一动也不敢动了。那只老虎听见响动，警觉地向四周望着。华佗心想："这下完了，要是被老虎发现，可就……"

没想到，那只老虎张望了一会儿，见没有什么异常，就漫不经心地转过身，越过小溪，钻进了树林。

华佗擦去额头上的冷汗，长长地吁了一口气。回到村里，大家听说了他的奇遇，都为他庆幸，说他是捡回了一条命。假如那天遇到的是只饥虎，他早就没命了。学生们都劝老师以后再也不要单独到山林中，更不要去看什么虎熊了。

可是，华佗的心愿还没有完成，依旧一有时间就往山里跑。学生们不放心，只好派人跟着他。

华佗有徒弟陪伴，少了许多寂寞，或讲经论典，或谈临床经验，但只要他发现了自己的目标时，就会全神贯注地观看，再不言语了。

一天，华佗看到一只云雀在空中盘旋，便驻足观察起它的动作。这只云雀在蓝天白云苍松翠柏中展翅飞翔，显得是那么轻盈、自在。华佗完全被它轻盈、流畅的动作所吸引，

五禽戏图

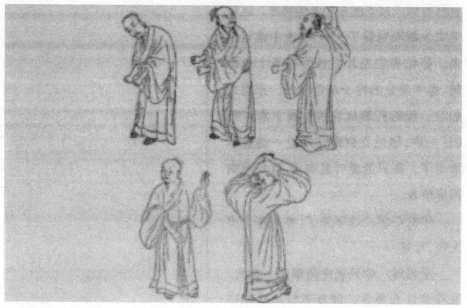

中医外科与华佗

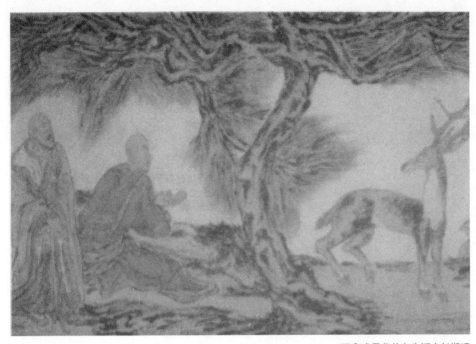

只顾呆呆地看着它，跟着他的樊阿看老师入神的样子有些好笑，他不明白一只鸟怎么能这么吸引老师。看看四周一片安静，不像能有什么猛兽出现，便悄悄到旁边采药去了。

"啊！"

忽然，老师那边传来一声惨叫。樊阿心中一紧，拔腿便往回跑。到跟前一看，只见老师面色苍白，坐在地上，一只手紧紧地捂着右腿肚子，鲜血从他的指缝中流了出来。

樊阿一看，失声道：

"蛇？"

"七步蛇。"

樊阿顾不得多想，蹲下来用双手按在老师的腿上，就用嘴往外吸，直到血色变得鲜红，才停下来。他把老师暂时安顿好，又转身去找药，华佗以前提到过有一种草药最能治蛇毒。

樊阿给老师敷完药已是满头大汗。他对自己的大意深深自责，却又止不住好奇，问老师最近为什么对这些鸟兽产生了兴趣。

华佗微微一笑，告诉他，等几天就会明白了。弄得樊阿一头雾水。

过了几天，华佗叫来几个弟子，笑呵呵地说：

"我给你们看点儿新鲜玩意儿，你们可

琥珀还睛丸仿单

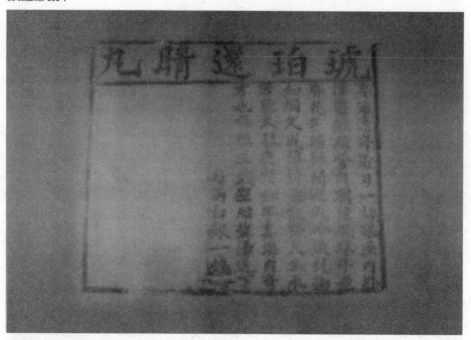

得看仔细了。"说着，便动作起来。

华佗在空地上伸手抬足，扭动跳跃，动作连贯而又和谐。他问学生们：

"你们有没有看出我做的动作像什么？"

几个学生不约而同地回答：

"第一节像虎，像虎扑动前肢；第二节像鹿，像鹿伸展颈项；第三节像熊，像熊在爬行；第四节像猿，像猴子机敏纵跃；第五节像鸟，像小鸟展翅飞翔。"

吴普问道：

"老师的动作很好看，但又不是舞蹈，不知有什么用处？"

华佗一笑，说：

"这正是我要告诉你们的。你们随我学医多年，见了不少患者，一定发现那些有钱的老爷、太太个个大腹便便、白白胖胖，实际上却是外强中干、弱不禁风；而那些贫苦人又常常是弯腰驼背、骨瘦如柴。这两种情况多数是运动不足或过度造成的。而这些人常常会觉得自己生病了。我编的这个叫'五禽戏'，就是模仿五种动物的动作之长编的一套体操。它能够疏通血脉，活动全身各个关节。练的时间久

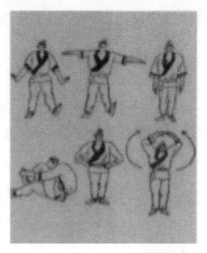

五禽戏之鸟戏

华佗与"五禽戏"

了，一定会使人祛病强身、精力充沛。"

吴普每天把老师教的"五禽戏"做一遍，果然在90岁高龄时还是鹤发童颜、牙齿完整，平时更是很少得病。人们看到五禽戏的奇效，也争相学习。

距离现在一千七百多年前的华佗，能把体育锻炼和医疗结合起来，作为提高人们健康水平的一种重要方法，在今天仍然有极大的意义，他也为保护人们的健康做出了不可磨灭的贡献。

（二）详解"五禽戏"

华佗发明的"五禽戏"是一套能使全身

动物、矿物类中药

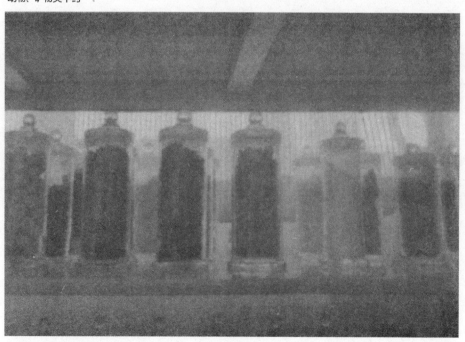

肌肉和关节都得到舒展的医疗体操。动作是模仿虎的扑动前肢、鹿的伸转头颈、熊的伏倒站起、猿的脚尖纵跳、鸟的展翅飞翔等。以达到增强体质、预防疾病的目的。

"禽"字在现代指的是像鸡、鸭、鹅等鸟类动物，然而在古代，"禽"除了指前面所说的鸟类动物以外，还包括像虎、鹿等兽类动物。所以华佗将此操称为"五禽戏"。

第一是模仿虎的动作，称为"虎戏"。虎是食肉类动物，勇猛力大，威武刚健。捕捉活食依仗前肢扑抓，人们常常把老虎喻作食肉猛兽的代表，所以"虎戏"意在上肢运动。

具体步骤是：上下、前后摆动、扑动两臂，同时两脚在站立时向上跳起，在趴着时向前跃起，并且与两臂摆动、扑动的动作相配合，做到整个动作协调一致，就像老虎奔跑跳跃、扑食那样迅速、敏捷，达到活动四肢、锻炼全身的目的。

第二是学鹿的姿势，称为"鹿戏"。鹿安静体松，动作舒展。它是食肉类动物的捕捉对象，因此不得不时刻伸长脖子，左右顾盼张望，以便及早发现猛兽，维护

五禽戏之虎戏

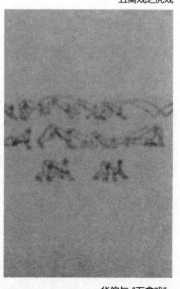

华佗与"五禽戏"

自身安全。故鹿以美颈著称，常表现为昂首挺胸环顾远方，所以"鹿戏"意在颈部运动。

具体步骤是：直立、两脚微微分开，两手臂向后交叉或自然下垂；或者正坐，上身直立，两脚叉开，两手自然向前交叉或下垂。挺伸脖颈，由前向后做顺时针或逆时针方向转动，或者由后向前做与前述同样方向的转动。就像鹿那样快速灵敏地转动脖颈，以达到活动颈椎、加速颈部和头部的血液循环，防止颈部骨质增生和血液供给不足而引发的疾病。

第三是做熊的动作，称作"熊戏"。熊步履沉稳，有力撼山岳的气势。其生性刁钻，

五禽戏之鹿戏、熊戏

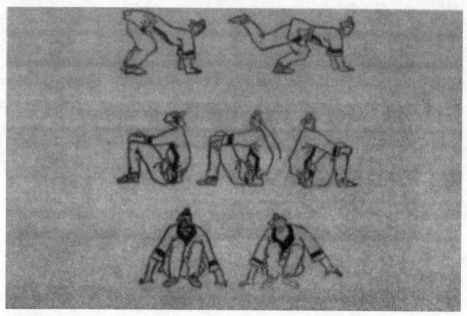

活动复杂多变，跑滚攀爬样样都能。伏立站跑，攀爬动作牵涉到的是身体胸腹面肌群以及全身上下肢的协调运动，所以"熊戏"意在胸腹肌运动和全身协调。像熊那样喘气呼吸，还可运动胸膈内脏。

具体步骤是：两脚叉开并直立站稳，两手向前下方伸展，身体前倾，伏下，同时两手先着地并用两脚、两臂支撑全身；然后，两臂用力反弹，同时两脚前移带动下肢前曲，使整个身体站立。这样一伏一立，像熊一样伏倒站起，既锻炼四肢，又锻炼心脏，促进血液循环。

第四种动作似猿猴，称为"猿戏"。猿猴敏捷好动，纵跳自如，攀援轻盈，喜搓颜面。

五禽戏之熊戏

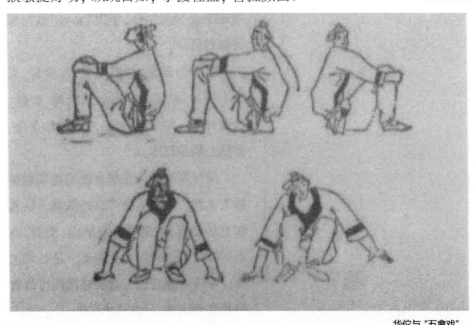

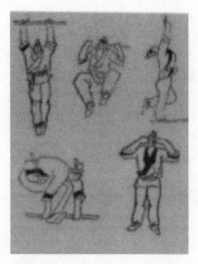

五禽戏之猿戏

猿与其他动物相比，最善直立行走，所以"猿戏"意在下肢运动。

具体步骤是：直立，脚后跟抬起，脚尖着地，然后下曲，再突然向上跳起，两手同时上举或下垂不动，或自由摆动。像猿一样上下跳跃，锻炼下肢肌肉、骨骼和心脏。

第五种犹如云中之飞鹤，称为"鸟戏"。飞鸟悠然自得，轻翔轻落。鸟的展翅飞翔必定伸展躯体，所以"鸟戏"意在伸展腰背肌群。

具体步骤是：伸展两臂，或前伸、或左右平伸，或摆动、奔跑，或上跳、前跃，就像鸟儿一样展翅飞翔，达到活动全身、舒畅心情的目的。

华佗发明的上述健身操是他长期接触大自然、观察动物并在此基础上认真研究的结果，它能使全身肌肉、关节、内脏等器官都得到舒展和锻炼。是一项把医疗和体育融合在一起的最佳医疗体育健身防病运动，一直流传至今。

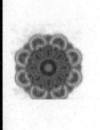

七 华佗与草药

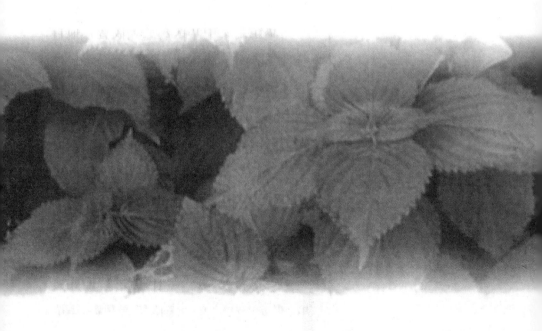

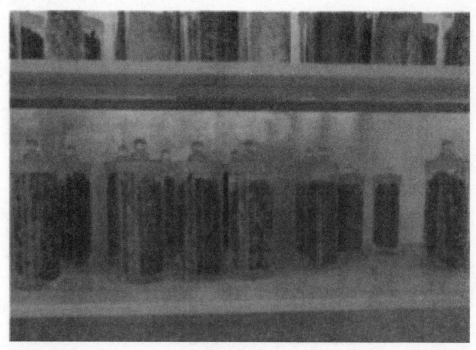

名贵的中医药材

华佗是集中华医药之大成者，他自幼博览各类医药典籍，同时也很重视应用民间的医疗经验，他一生游历了很多地方，到处采集草药，向群众学习医药知识。在采药的同时，还从民间搜集了不少单方、验方，加以整理和提炼之后，再用来治疗一些常见病，既简便易行，又收效神速。

（一）华佗与茵陈

一年春天，有一个骨瘦如柴、面如黄纸、眼如杏黄的女子来请华佗看病，华佗一看便知她得的是"黄痨病"（中医又叫黄疸病，西医

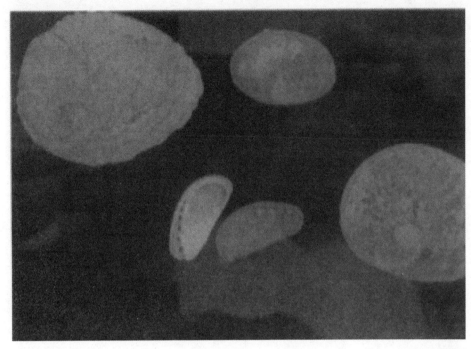

叫肝炎）。当时得这种病是没法治的，所以华佗
对她说："你这病一时治不好，你先回去吧。"
女子失望地走了。

　　一年后，华佗竟又碰到了这个女子，那女子
的病不但痊愈了，还养得白白胖胖，华佗十分惊
奇，问道："你的病是谁治好的？"

　　女子摇摇头说："我没请人治过。"

　　华佗又问："那你吃过什么药吗？"

　　女子还是摇头："也没吃过什么药，这饥荒
年，饭都吃不饱，还得上山挖野蒿头吃，那还有
钱吃药啊！"

　　华佗又说："能带我去看看，是什么样的野

蒿头吗？"

女子把华佗带到一个山坡上，把吃的野蒿指给华佗看："就是这东西。"华佗摘了一把，又看又闻："这是黄蒿啊，原来黄蒿能治黄痨病！"

从那之后，华佗就开始用黄蒿治痨黄病，可是，有的病人吃了一个月就好了，有的吃了几个月也不见好，华佗又去找那个女子，问："你是什么时候吃的黄蒿头？"

"清明前后。"

华佗反复琢磨后，总结出了其中的道理：清明前后，大约二三月的天气，阳气上升，正是万物发蕊吐芽的时候。这时的草药力在梗茎，所以治病有效。过了三月进入初夏，万物发叶生枝，药力分散，治病的效力自然就小了。

第二年的清明，华佗按照时间让病人吃黄蒿头，一个月后病人个个皮肤转红，很快就痊愈了。过了四月，华佗再让患者吃黄蒿头，一个也没治好。

华佗这才知道自己发现了一位草药。他又花了三年多的时间对黄蒿的药效作了反复试验，发现用春三月的黄蒿治病

青蒿

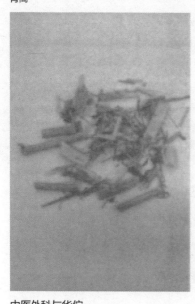

中医外科与华佗

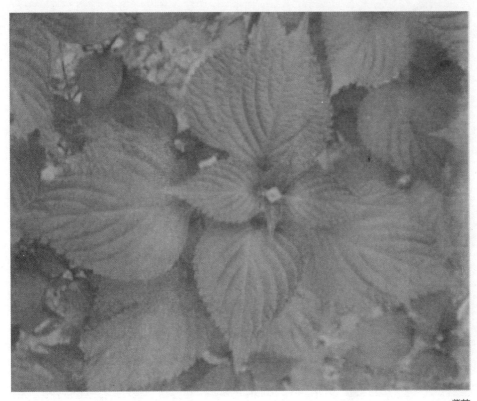

紫苏

效果最好。后来，他给黄蒿另起了个名，叫"茵陈"，又编了一首歌谣："三月茵陈四月蒿，传于后世切记牢，三月茵陈能治病，五月六月当柴烧。"

如今我们用的"茵陈"这味药，就是华佗发现的，也是他给起的名字。

（二）华佗与紫苏

现代医学研究表明，中药紫苏能起到止血、抑菌、止痒的作用，还能促进肾小球膜细胞的增殖。紫苏在临床上常用于治疗风寒感冒、腹泻、呕吐、寻常疣、子宫出血、鞘膜积液等疾病，尤其对因吃鱼蟹而中毒的患者有非常好的疗效。说到紫苏解蟹毒的功效，还和"神医"华佗有着不解之缘。

　　一天，华佗在海边采药。突然，他看到一只小水獭在拼命地吞食一条大鱼，吃完后，小水獭的肚子胀得鼓鼓的，躺在沙滩上动弹不得。华佗见了很是高兴，因为水獭的肝是非常名贵的药材，这可是个抓住它的好机会呀！华佗正准备上前捉住水獭，冷不防从海里又钻出一只老水獭，只见它爬到小水獭旁边停了一下，又一溜烟地跑了。华佗觉得十分奇怪，于是他退了回去，想看个究竟。不一会儿老水獭回来了，不同的是它嘴里还叼着一束方紫色的野草，他

紫苏具有消炎止痛的作用

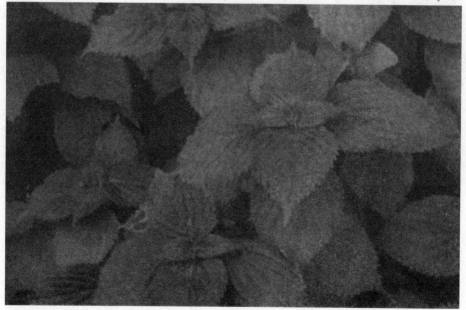

中医外科与华佗

把那紫色的草放在小水獭的嘴边，小水獭就把那紫色的草吃了。片刻间，那只中毒的小水獭就恢复如常了，和老水獭一起跳进海里游走了。华佗看在眼里，记在心上。

有一天，华佗在一家客店里住宿，看到一群青年人在比赛吃螃蟹。当天夜里，吃螃蟹的几个年青年人就大喊肚子疼，有的疼得在地上直打滚。当时还没有治疗蟹毒的药，大家都很着急。

忽然，华佗想起那天在海边看到的老水獭用紫色草救小水獭的事。华佗想，既然那种紫色的草能解鱼毒，也一定能解蟹毒。于是他立即出去采了些那种紫色草，煎成汤药给几个青年人服下。过了一会，几个青年人的肚子果然

紫苏叶

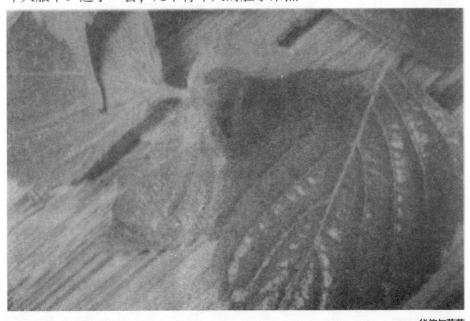

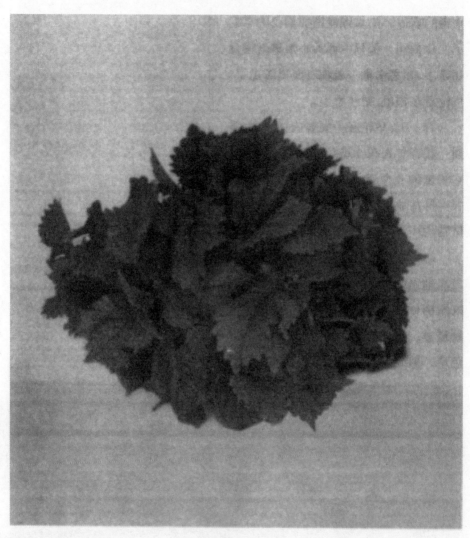

紫苏叶可以解毒

不疼了。

华佗为了记住这种草药，就给它取了个名字叫"紫舒"，意思是：能够使中毒者腹中舒服的紫色药草。因为字音相近，又属草类，于是后人就把它称作"紫苏"，并沿用至今。

八 华佗与曹操

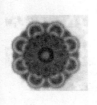

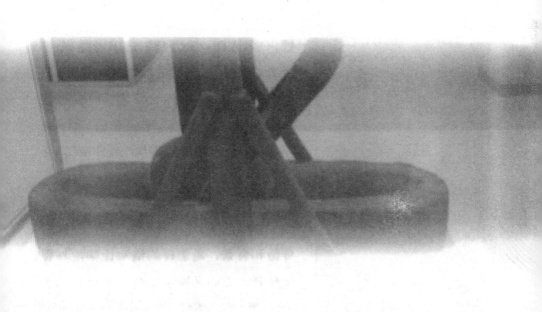

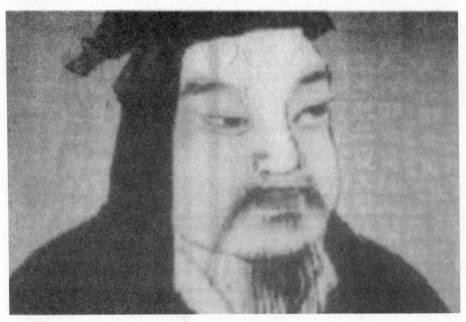

魏武帝曹操像

　　说到华佗，有一个人就不得不提，这个人就是曹操。曹操（155－220年），字孟德，一名吉利，小字阿瞒，沛国谯郡（今安徽省亳州市）人，东汉末年魏国丞相，三国时政治家、军事家、文学家、诗人，曹操戎马一生，并未称帝，他病死后，其子曹丕称帝，追封曹操为魏国"武皇帝"，庙号"太祖"。

　　一个是治病救人的"神医"，一个是征战疆场的"枭雄"，相同的家乡，不同的身份和背景，是怎样的情形让华佗与曹操相遇？之后又发生了些什么呢？

（一）曹操考华佗

　　赤壁之战曹军大败，曹操回到许都，精神

恍惚，就像做了一场噩梦。

想自己一世英名，毁于一旦，以后要如何面对群臣，如何面对天下，还有何脸面去统帅跟随自己南征北战的将士？虽说胜败乃兵家常事，曹操也曾屡经失败的挫折，但这次失败对他的打击毕竟是太残酷了，他没有足够的心理准备来承受这样的惨败。一想起这事就捶胸顿足，懊悔不已。然而，曹操毕竟是一个具有雄才大略的政治家。在群臣和将士们面前他又不得不装出一副不屑一顾、百折不挠的大度和尊严。

苦闷得不到发泄，谈笑风生而又不能发自肺腑，在这种心理矛盾的困惑和折磨下，曹操生病了。

赤壁之战曹军大败，曹操抑郁成疾

一天，曹操突然感到头晕目眩，疼痛难忍，大叫一声，昏厥倒地。侍者赶紧请宫中的御医前来诊治，诊脉、开方、服药，可病情并不见明显好转。以后，为曹操治病的御医和各地的名医像走马灯一般地更换，可曹操的头疼病依然如故，不见起色。每当一疼起来，根本无法安眠或办公。时间一长，头疼病发作得越来越频繁，也越来越严重了。

对于曹操的病，众将士和亲信们焦急万分，他们派人四处访问能够妙手回春的名医。有人向曹操推荐，沛国有一神医，名叫华佗，有起死回生的医术。华佗曾治愈一个头昏的患者。此患者每发作，头不能抬，目不能视，

铁药臼杵

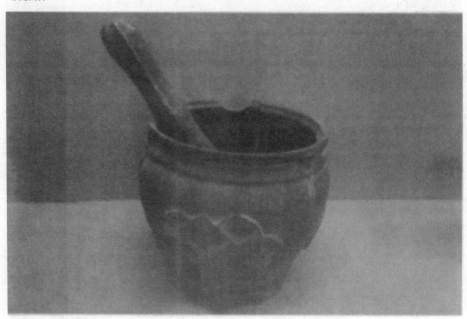

中医外科与华佗

而且已经得病很多年了。华佗为他诊断后，让患者脱下衣服倒悬起来，头朝下离地一二寸，用湿布擦净身体，用绷带将身体扎上一道箍，使其脉络突出，只见诸脉呈现五色。华佗让诸弟子用小刀割破诸血脉，等五色血流尽，流出鲜血时，将病人放下，敷上药膏，服用亭历犬血散，病人马上就痊愈了。

众人听罢，连声叫绝。曹操也觉得，既然华佗的医术如此神奇，不妨召他来试试。就立刻派人去请。

而此时的华佗正在诊室中给病人治病，他的学生们都在旁边认真地看着老师的一举一动。忽然外面一阵急促的马蹄声由远而近。

马蹄声止，旋即门被粗暴地推开，两名武

中医器具

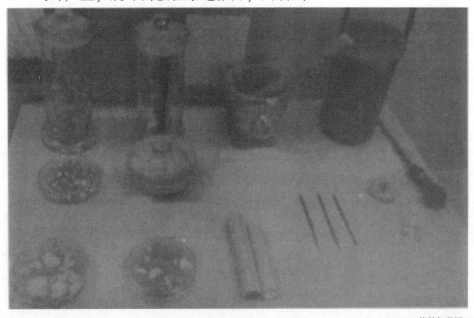

华佗与曹操

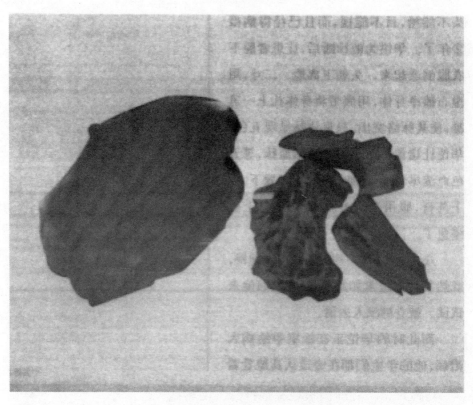

沉香

士闯了进来。他们扫了屋里人一眼，大声问道：

"谁是华佗？"

华佗站起来，不满地看着这两个人，回答道：

"在下就是华佗，不知军爷到此何干？"

"曹丞相病了，请华佗到府中诊治。"

一听说是曹操相"请"，华佗的心"咯噔"一下，怪不得来人气势汹汹。他沉吟了一下，说：

"我这里的病人正在治疗的关键时期，我一时不能离开，能不能请曹丞相屈驾到这儿来就诊？"

武士一听，立刻瞪起了眼睛：

"曹大人贵为丞相，再说大人公务繁忙怎能到你这穷乡僻壤来，真是笑话！"

华佗还想再努努力，争取让曹操来这儿，避免自己到曹营去。他说：

"军爷此言差矣。谯县乃曹丞相故里，怎能说是穷乡僻壤。丞相一向以仁爱之心深受百姓爱戴，若为给他治病，置百姓生命于不顾，恐怕不会是丞相本意吧？"

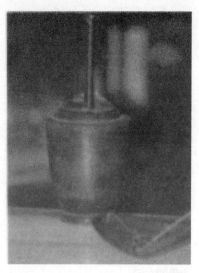

中药器具

两个武士被他这么一说，还真不敢那么耀武扬威了。他们小声嘀咕了几句，就匆匆离开了。

回去后，曹操一听两人的汇报，勃然大怒，他告诉手下，限华佗十日内到达洛阳。

华佗听到这个命令，知道自己是躲不过去了。他打心里不愿意到曹营去，因为他听说曹操做了许多为世人不耻的事。但是华佗又不敢得罪他，毕竟曹操是汉朝宰相啊！左思右想，没有办法，自己还是得去一趟。他只希望自己能顺利地治好曹操的病，尽快返回家乡。

华佗收拾了一些必备的衣物来到曹操的丞相府。曹操一听华佗来了，忙叫人立

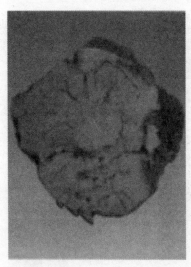
中医药材茯苓

刻召进。

听说曹丞相请来一位"神医"，许多人都到丞相府来，一来探望病情，向曹操套近乎；二来是为一睹这闻名天下的"神医"的风采。

只见华佗鹤发童颜，银须飘逸，俨然神仙下凡一般。曹操及部下见华佗如此气度，都情不自禁地暗暗赞叹，心中肃然起敬。

华佗一看曹操，身材魁梧，面色红润，锦衣玉带，果然一派一国宰相的派头。只是他眉头紧皱，一只手扶着额头，看起来，真的病了。

两个人先寒暄了一阵，华佗便提出要给曹操看病，可曹操却说不急。

因为，曹操是个疑心很重的人，虽说把华佗请到了丞相府，但他仍不敢轻易相信华佗的医术，他想亲自考考华佗，看看华佗对中草药是否真的像传说中的那样精通。于是曹操说："早就闻听先生是'神医'，精通方药，孤有一首诗迷，可否请先生帮我解解？"

华佗一听，心想："相爷是在考我啊。既已来此，也只能随机应变了。"于是答道："相爷请讲，佗尽力就是。"

于是，曹操念道："胸中荷花，西湖秋英。晴空夜明，初入其境。长生不死，永远康宁。老娘获利，警惕家人。五除三十，假满期临。胸有大略，军师难混。接骨医生，老实忠诚。无能缺技，药店关门。其中每一句是一种中草药名，先生可否知道这16种中草药的名字？"

众人都了解曹操的脾气，为华佗捏了一把汗！这万一要是答不出……

华佗不愧为"神医"，曹操的话音刚落，随即答道："这16位中草药是：穿心莲、杭菊、满天星、生地、万年青、千年健、益母、防己、商陆、当归、远志、苦参、续断、厚朴、白术、没药。"

曹操听后大喜："果真是有能之辈也！还烦请先生快快诊治！"

华佗为曹操作了详细的检查后，说："丞相得的是头风（就是现在说的三叉神经痛），是因风邪入脑引起的。这种病，现在尚没有特别有效的办法根除。让我先用针灸的方法试试吧。"

然后拿出一根银针，找准穴位，扎在了曹操的头上。待拔出针来时，曹操皱着

中医药材：锁阳、肉苁蓉

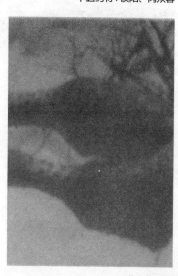

华佗与曹操

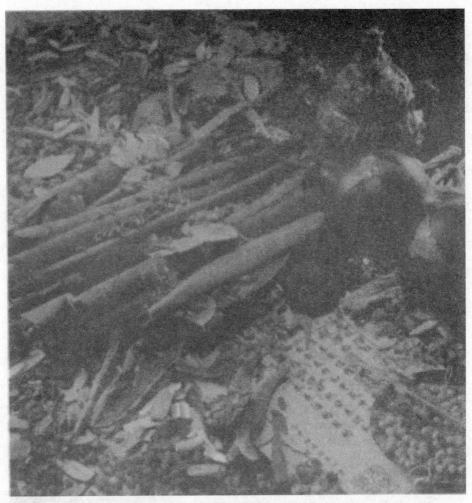

中草药

的眉头舒展了许多。他晃动了几下头，似乎想试试换个姿势看看头会不会再疼。

忽然，他大笑起来："神医果然名不虚传，一针扎下来，我的头顿感轻松了许多。先生医术超群，天下少有，今后就跟随孤左右，作孤的侍医吧。"

闻听此言，华佗脑袋一胀，暗想："我

乃行医之人，怎么能不顾天下百姓，专门服侍你自己呢？"可一见曹操那不容置疑的目光，又不由得不寒而栗；曹操连当今天子都能玩弄于股掌之上，更何况自己是一介草民呢？华佗无奈只能暂且留下，待以后再见机行事。

就这样，华佗被强行留在了丞相府，做了曹操的侍医。可谁能想到这一留，竟葬送了一位绝世神医的性命和前程。

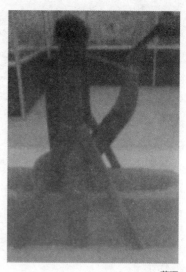

药碾

（二）洗脚治头痛

亳州民间有一传说：三国时期，曹操患头痛，只有华佗能够为其医治。但曹操的头痛与他人不同，易复发。华佗每次医治，均以针灸为主。曹操由于连年征战，操劳过度，身体较衰弱，还养成一个怪毛病，就是懒得洗脚，或五七日一洗，或十几日一浴。加之曹操多疑、怕针，常常想用别的办法来治疗头痛。

一日，曹操问华佗："是否能吃什么补药或者用别的什么办法来治孤的头痛？"

华佗回答说："有一足浴疗法可治。即每晚睡前，用温开水洗脚，此法胜吃补药。"

曹操愕然，问："要怎么个洗法？"

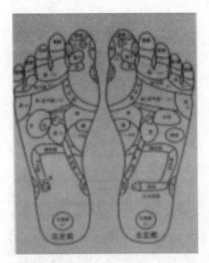

足部穴位图

华佗说："洗脚有讲究，要注意四点：一是用热水，水温以不感到烫脚为度；二是水量以淹没脚脖为佳；三是洗法，以用手轻擦慢揉脚面、脚心、脚趾为好；四是洗时适当按摩足外踝后部及头顶部。相爷若能坚持每天如此，不但可治头痛，还会使耳聪目明，身强体健。"

曹操照办，十余日后，果真是头痛减轻，身体渐壮。

华佗提倡的足浴，为什么能治头痛呢，中医经络学认为，脚是足三阴经之始，足三阳经之终，因而用温水洗脚，可起到通经活络、温煦脏腑之功效，其五脏六腑得以温养，则气血运行通畅，故能够防治疾病、缓解症状。再说，足外踝后跟骨上凹陷处是昆仑穴，此穴通过经络与头顶通天穴相通，水温刺激昆仑穴，可促进气血运行，上达巅顶，故可治疗头痛。洗脚时，按摩昆仑、通天二穴可增加止痛效果。因此，华佗的足浴疗法，是有一定道理的。

至今，亳州仍流传着"睡前洗洗脚，胜似吃补药"的说法。

九　华佗轶事

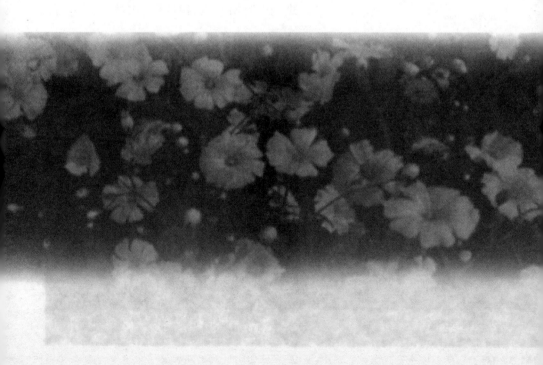

华佗是一位医术高明的医生。他博览群书，又长期行医，临床经验十分丰富。他善于总结民间的诊疗经验，重视运用民间的单方、验方治疗常见病，处方简洁，价格便宜，疗效也很好。他精通内、外、妇、儿各科，善于运用手术、方药、针灸等各种方法治疗疾病。

由于华佗医术精湛，又热心为百姓治病，十分受人敬仰，留下许多生动感人的故事和传说。单是见于正史的各科医案，就多达20余例。千百年来，华佗的故事在民间广泛流传。

（一）巧医蛔虫

那时，扬州一带各种寄生虫病广泛流行，

中医药材当归

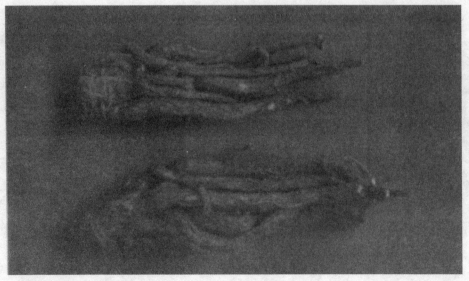

中医外科与华佗

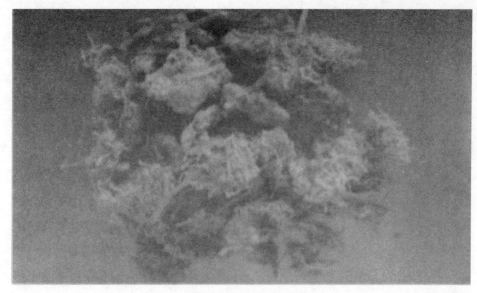

华佗诊治了不少类似的疾病，对治疗寄生虫病已有相当丰富的经验和阅历，而且在运用民间单方、验方治疗寄生虫病方面也很有成效。

一次，华佗在行医回来的路上，迎面遇见了一辆牛车，车上拉着的人瘦得皮包骨，捂着肚子不住地哼哼。

"一定是有人生病了！"华佗想，出于职业的敏感，他叫住了牛车，问："这车上的病人要到哪儿去啊？"

那个车夫叹了口气，说：

"唉，还能到哪儿去！我兄弟病了，粒米不进，喉咙像被东西堵住了，我拉着他四处找大夫，可大夫都说治不了。我只好拉他回家，恐怕晚了，就……"

华佗走近病人说："张开嘴让我看看！"

他仔细看了病人的舌苔、咽喉，又看了看病人的皮肤情况，然后对车夫说："不要紧，喉咙里没有长东西。是肚子里生了蛔虫。你们刚才走过的路口拐角有一个烙饼摊，你们到那里去……"

话没说完，车夫就打断华佗的话，问道："你怎么知道我兄弟肚子里生了蛔虫？再说我兄弟连粥都不能喝，哪能吃烙饼啊？你别开玩笑了！"

华佗一笑："不，不是叫你们买烙饼吃，我是叫你们到那里去买饼摊上的佐料，就是带葱、姜、蒜末的醋汤，买它一大碗，让你兄弟一口气喝下去，病就好了。你兄弟脸上有虫斑（有些体内有蛔虫的人，面部皮肤可见白色如铜钱大小的斑块，医学上称为"虫斑"），应该不会有错。"

"那玩意儿能治病？"车夫十分的疑惑。

"能治病。你要相信就去试试，反正吃不坏，放心好了。我还有事，先走一步。如果不见好，再上家里找我，离这儿不远。"华佗指了指自己的住处，便走了。

中医药材厚朴

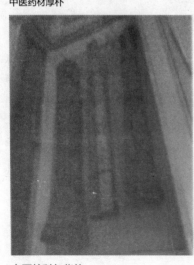

中医外科与华佗

096

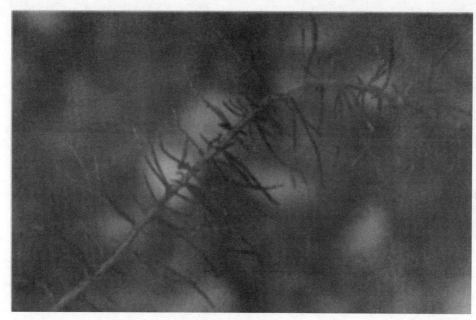

　　车夫一想，反正兄弟也是死路一条了，死马当活马医呗。就买了一大碗让他兄弟喝了。一会儿病人就大口大口地呕吐起来，仿佛不把五脏六腑吐尽不能罢休似的。吐完以后喉咙也不堵了，肚子觉得饿了，精神也好起来了。车夫还发现他兄弟吐出了一条像蚯蚓似的虫子，这才相信刚才那位先生的话。一打听才知道，原来给他兄弟治病的就是"神医"华佗，于是把那条虫子挂在车旁，架车赶往华佗家致谢。

　　华佗家门前的大路上有两个小孩正在玩耍。看到这辆牛车旁挂着条虫子，那个大一点的孩子便对小的说："这辆车一定是上咱家来的，他们一定遇到过咱爸。"

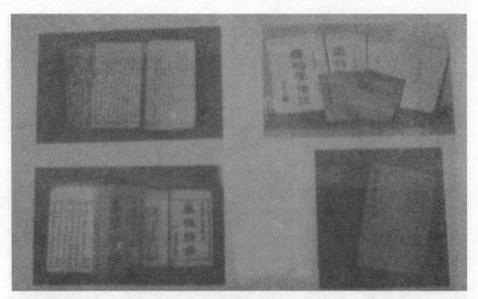

中医药著作典籍

"你怎么知道？"

"车边上挂的虫子不就是证明吗！"

牛车果然在小孩的面前停了下来。他们说明来意，跟着孩子进了屋，发现屋里墙上挂着好多这类的虫子！

原来蛔虫这东西最怕酸辣，吃了酸辣的东西它在肚子里就呆不住了。华佗用这个办法治好了很多人的寄生虫病，大家把打出来的虫子送到华佗家，作为对他医术高明的证明，不久，华佗家的一面墙上就挂满了这类的虫子。这种用日常食物治疗疾病的方法至今仍受到人们的欢迎。

（二）巧医蜂毒

有一天，一位大嫂在河边割草，不慎捅了

马蜂窝，一群马蜂立即围追过来，蜇得她鼻青脸肿，满脸火辣辣地痛，不多久眼睛鼻子肿得一样平，双眼肿成了一条线，躺倒在路边痛苦地呻吟着。

正巧华佗外出行医从此路过，看到这位大嫂伏在路旁痛哭，以为她病了，急忙上前问道："大嫂，你怎么啦？哪里不舒服？"

那大嫂说："不是生病！是脸被马蜂蜇了。"

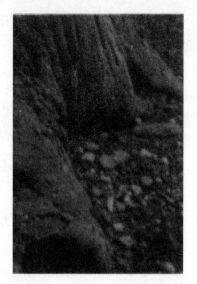

青苔可以解毒

"没关系，我这有药！"华佗答道，便低头到随身的医药包里找解蜂毒的药，找了半天才发现药用没了，这可怎么办？华佗想了想，转身对徒弟说："吴普，你快到屋后阴暗的地方找些青苔来！"

没一会儿，吴普就采来一大块绿苔交给了华佗。华佗把绿苔揉碎，敷在大嫂脸上，一敷上，她就说阴凉，很快就不痛了。华佗嘱咐她说："回家你再用绿苔敷脸，过几天我再来看看。"

三天之后，华佗再去看时，大嫂的脸已经完全好了，那位大嫂非常感谢万分。

华佗的徒弟吴普一直没弄明白绿苔为什么能治蜂毒，便问："老师，绿苔能够治疗蜂毒是哪本书上记载的？"

于是华佗给他讲起了发现绿苔能治蜂毒的经过：

"那年夏天，我在屋外纳凉，看到蜘蛛在房角结网，忽然空中飞来一只大马蜂，落在蜘蛛网上，蜘蛛从角落爬过来，伏在马蜂身上，想把马蜂吃掉，结果被马蜂蜇了一下，蜘蛛缩成一团，肚皮肿起来了。它挣扎着从网上悬下来，在地上慢慢地移动，似乎在寻找什么，只见那只蜘蛛爬到阴凉的地方，在一片绿苔上打滚，把肚皮在绿苔上擦了几擦，一会儿，肿竟消了，它重新爬上网吃马蜂，结果又被马蜂蜇了一下，蜘蛛又跌下来爬到绿苔上面滚了几滚，擦了几擦，再爬上网跟马蜂搏斗。就这样上下往返了三四次，后来终于把马蜂吃掉了。当时我就想，蜂毒属火，绿苔属水，水能克火，这是中医治病的基本理论，虽然医籍没有绿苔治

矿物也是中草药的一种

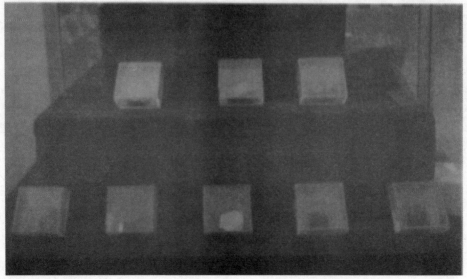

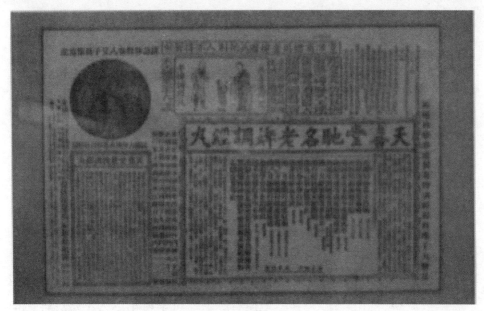

蜂毒的记载，我依照其属性施治，也不为荒谬。这次一试，果然灵验。"

华佗细心观察、勤于思考的精神让吴普很是佩服，而这个用绿苔治蜂毒的验方也帮华佗治愈了很多被各种蜂类所蛰的患者。

（三）巧医死胎

有一次，一个姓李的将军请华佗给他的妻子看病。

李将军的妻子病得很严重，腰酸背痛，吃不下饭，喝不了水。华佗摸了摸脉，对李将军说："夫人几个月前可曾有孕？"

"有，有！"李将军点头。

"可曾受伤？"华佗再问。

"伤过，她不小心跌了一个跟头。"李将军见华佗说得都对，不由对他恭敬起来。

"夫人的腹痛是由于怀孕期间受了伤，胎儿没下来造成的。"

"可是，她受伤之后，胎儿已经生下来了！"听了这话，李将军的目光黯淡了许多。

"噢？从脉象上来看，胎儿应该还在腹中。"华佗一手拈着胡子，一手再仔细地摸着脉象。可李将军以为不是这样，华佗只好先行告辞离去。

过了一百多天，夫人的病转重，腹痛得更加厉害了，只好又来找华佗诊治。虽然第一次李将军不相信华佗的诊断，伤害了他的自尊心，可他还是毫不介意地去了。

华佗再次仔细诊脉后说："从脉理来看，跟先前一样，夫人当初怀的应该是双胞胎。第一个胎儿生下来的时候，由于流血过多，第二个就没能顺利生下，当时母亲自己没感觉到，旁边的人也没有领悟，所以不再接生，以致胎儿死在腹中，影响了血脉流通，干燥的死胎附着于母亲的脊背，这就是造成夫人脊背疼痛的原因。如

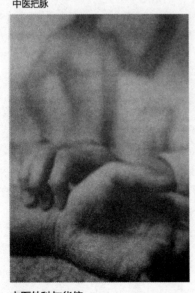

中医把脉

中医外科与华佗

果不及时取出这个死胎，夫人的生命可能会有危险。"

"那现在应该怎么办？"李将军看着痛苦的妻子，万分焦急。

"将军莫急，我先给夫人服下汤药，再施以针灸，这个死胎必定产下。"华佗胸有成竹。

于是华佗给夫人吃药、针灸，一会儿，夫人有了腹痛欲产的感觉，可胎儿仍然生不下来，李将军急得直跺脚。

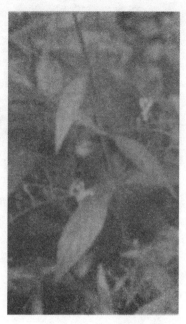

中医药材穿心莲

华佗说："这个死胎日久且已干枯，不能自己下来，要找个人把它取出才行。"华佗请来一位妇女，教给她按摩助产的方法，没多久就从夫人的肚子里取出一个一尺来长的男胎来，胎儿手脚齐全，只是颜色已经变黑，若晚些时候胎儿烂在腹腔中，那后果真是不堪设想。

（四）巧医太守

华佗还曾经创造性地运用"心理疗法"来治疗疾病。

有一个郡的李姓太守，为官清正。但当时朝纲不振，战火不断，搞得民不聊生。他思国忧民，累积成疾。儿子劝他治病，他头摇得像拨浪鼓。

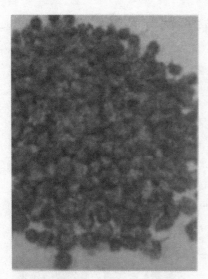

中医药材杭菊

这天，华佗来到郡衙，开门见山地说：

"华某听说郡守为官清正，爱民如子，非常敬佩，特赶来为郡守治病。"

李太守一听，不好拒绝，只得请华佗诊治。华佗看了太守的面容，切了脉，半晌，对李公子说：

"公子，令尊的病不轻啊！"

没有开药，转身告辞了。

李公子以为华佗要谢金，便收拾了一些财物银两，送给华佗。华佗二话不说，就收下了，可还是不肯开药。一连几天，华佗只是来看看，开药的事，却只字不提。而每天送的财物他却都照单全收，搞得李公子不知如何是好。这天，他忍不住了，说：

"华先生，开些药吧！"

华佗停了半晌，说：

"开药可以，不过你得把令尊的政绩一点不漏地告诉我！"

"这……"李公子心想，父亲一再叮嘱，不准他在外人跟前讲老子好话。

可是为了给父亲治病，李公子只得违背父教，把华佗请到客房，一五一十地讲起父亲的事来。尽管如此，还是被李太守听到了，李太守气的把儿子大骂一顿。

李公子送华佗出来时，华佗对他说：

"哎，真是好人没好命！明天，你到我那拿帖药，试试吧！"

第二天，李公子到华佗住的客栈来取药，发现人早已走了，只留下一封信，写着"李太守亲启"。

李公子只得拿了信回报父亲，说："华佗不辞而别，只留下一封信。"

李太守接过信，心里已有几分不快，拆信一看，更是越看越怒。原来，华佗把昨日李公子告诉他

满天星可以入药

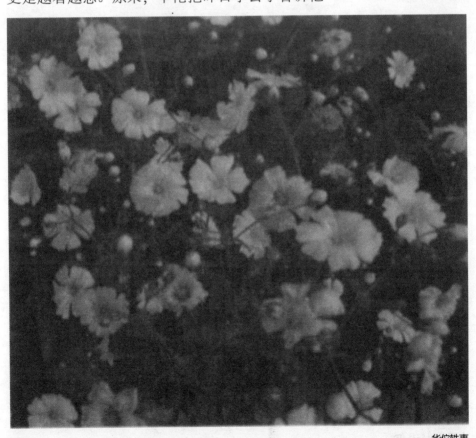

华佗轶事

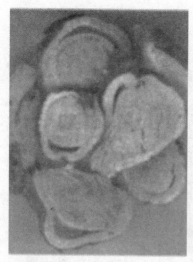
中医药材苦参

的李太守的清廉善政，全部写成贪赃枉法，最后还把李太守骂得一无是处。气得李太守撕了信，拍着桌子，大喊道：

"气煞我也，气煞我也！"

说着，"哇"一声吐出一口黑血。李公子赶忙过来，捶背抹胸。李太守越发生气，骂道：

"都是你这个忤逆的东西办的好事，什么名医，分明是骗子！哇——"

又是一口黑血，连着三次，竟吐了一升多。吐了黑血，李太守反倒觉得身子清爽了不少。

这时，华佗抱着个大包出现在太守面前，并且赔罪道：

"佗慕太守清名前来诊病，详查后发现，太守忧国忧民，使气血淤积于胸，服药不会有效，只得让你大发脾气，将胸中淤血吐出，病方可痊愈。言语过激，还请见谅，所赐钱物，悉数在此，佗分文不取，公子款待酒菜已足够诊费。日后还请太守多多保重身体，佗告辞。"说罢，华佗放下钱物，转身走了。

李太守看了华佗的背影，赞叹道："华佗神医，名不虚传啊！"

十　华佗之死

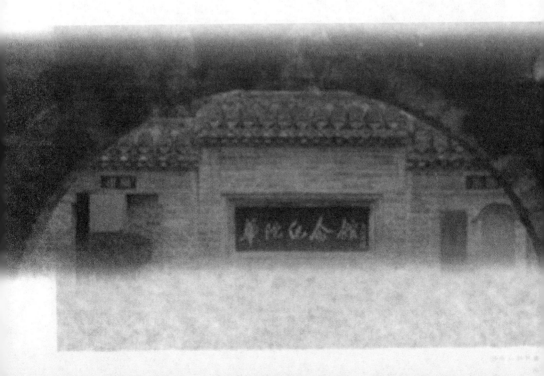

众所周知，华佗的死是源自为曹操治头痛，可是，治病治得好好的，怎么会惹上杀身之祸呢？对于华佗的死因，众说纷纭，后来的学者经多方面的研究、查实，得出的结论也不尽相同：

观点一，是因为曹操怕旧病复发，强行把华佗留在身边，华佗因不愿只服侍曹操一个人，想为更多的百姓看病，托词回家后迟迟不归，曹操发现被骗后将其抓回下狱，最后华佗死在狱中。

观点二，华佗为根治曹操的头痛病，要劈开他的脑壳取"风涎"，曹操疑心是想谋杀他，故将其杀害。

对于华佗的死因，众说纷纭

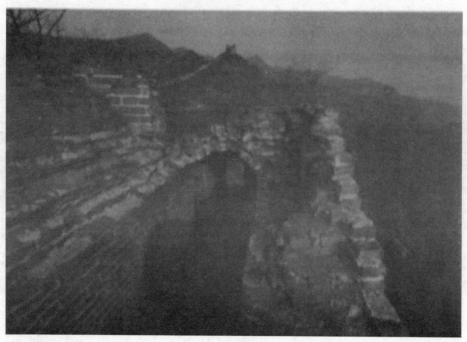

中医外科与华佗

观点三，是因为华佗想走仕途，以给曹操治头痛为由要挟曹操给个官当，曹操不愿受其威胁，把他杀了。

观点四，华佗之死，与曹操无关，是华佗自己尝药而死。

（一）拖延不归

曹操患了头风病，每次发作都十分痛苦，遍访名医却无人能医，他听说华佗医术超群，就把华佗召来，为自己治病，每次曹操头痛发作时，华佗就为他针刺，头痛很快就止住了。治疗了一段时间后曹操的头就不痛了。

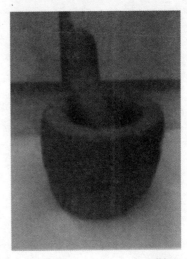

石药押臼

以曹操的性格，是想把天下的俊美之士皆收在自己手下。当时他手下的文人、谋士都是赫赫有名之辈。而华佗这样的人物当属绝无仅有，到了他手里，怎能轻易放弃。何况自己的头痛病以后还不知会不会发作，说什么也不能放华佗离开。不等华佗开口，曹操便把大笔一挥，封华佗为侍医官，留用丞相府。华佗推托不掉，又不敢与曹操翻脸，就这样被强行留了下来。

华佗并不贪恋富贵，他的夙愿是在民间行医，为百姓解除疾苦。因此，让他给曹操做侍医，尽管地位很高，待遇也优厚，但他并不情愿。华佗几次向曹操告假，要回家乡，可曹操只作不闻。华佗只好一个人在房中唉声叹气，几个月下来，华佗瘦了一圈。

最后，华佗想出了个办法，就是让同乡捎信给他，说妻子病重，让其速归。

过了几天，几封加急信送到了曹操的案头。信是从谯县来的，说华佗的妻子病重，华佗若回去迟了就见不到了。

曹操生性多疑，他哪里肯轻易相信。但要不理，又怕别人说闲话，无奈，只得放华佗回去。

华佗回到家中，整日忙着给百姓看病，实在不愿意回去伺候权贵，便以妻子有病未愈为由，几次捎信给曹操，要求延长假期。曹操多次命下属写信给华佗，命其回去，又下令让郡县地方官催他回京，他都借口妻子病未好拒绝上路。曹操十分恼怒，立刻派人前去查核，并说："如果他的妻子确实有病，赏赐四十斛小豆，放宽假期；如果他妻子没有病，马上逮捕进京。"来人一查他的妻子从未患病，于是就把华佗逮回了许昌监狱。曹操听后十分生气，下令要斩华佗。

中医药材千年健

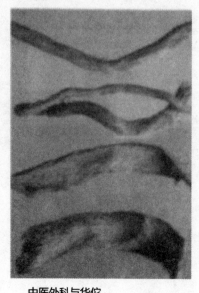

中医外科与华佗

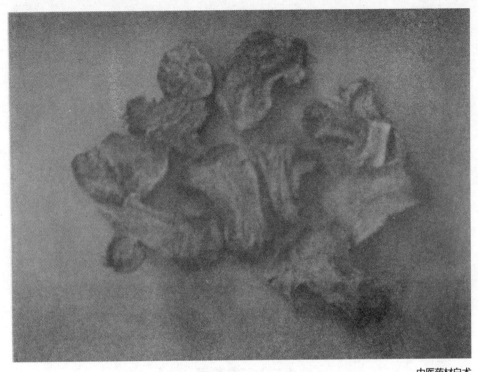

　　曹操的一位谋士荀彧劝说曹操："华佗的医术确实很高明，与人们的生死相关，还是把他放了吧！"曹操不但不听，反而下令立即处死华佗。华佗临死前，拿出一卷书给狱吏说："这卷书能治病救人。"可狱吏不敢接受，华佗只得含泪将书烧掉了。华佗花费毕生精力写成的珍贵医书，就这样付之一炬。实在是中国乃至世界医药史上的遗憾。

　　后来，当曹操的爱子仓舒（曹冲）病危时，他才叹息说："我后悔不该杀了华佗，不然这孩子就不会活活病死了。"

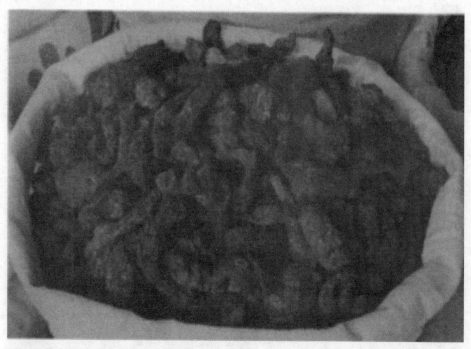

中草药生地

（二）开脑惹祸

曹操得了头风病，只有华佗能够治疗，减轻曹操的病痛，华佗便被曹操强行留在了丞相府做了侍医。

一次，曹操问华佗自己的病情，出于职业道德，华佗向曹操如实地介绍了病情，说："您的病一时半会很难根治，坚持治疗，可延续生命。"

曹操又问："可有快速根治之法？"

华佗想了想，说："丞相的病已经很严重了，'风涎'已入脑髓，不是针灸就可以根治的了。要想去根，只有施行手术。"

"施行手术？"曹操不解。

"先给您服用'麻沸散'，待药力起效后用利斧剖开头颅，取出'风涎'，才能除去病根。"

曹操一听，勃然大怒，他生性多疑，怎肯相信开颅手术是给他治病，依他所见，华佗分明是受人指使，有意加害于他。华佗曾为关羽"刮骨疗毒"，为世人传诵，说不定他是潜伏于此，伺机为关羽报仇的。于是，他指着华佗厉声斥道："剖开头颅，人还能活吗？你分明是要加害于我！"便令将士将华佗拿下，打入大牢。而后又不断拷打追问，可怜一代神医便这样冤死于狱中。就连华佗倾其一生所著的《青囊书》也因此失传，实乃医学史上的重大遗憾。

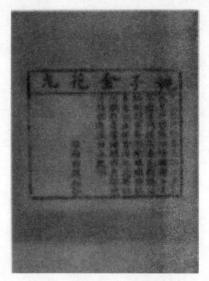

栀子金花丸仿单

（三）官迷心窍

关于华佗的死因还有一种说法，就是他想做官从政。

华佗本为"士人"，他"游学徐土，兼通数经"，入仕为官才是他的人生目标，而后来却以医术精湛而名闻天下。

在中国古代社会里，"万般皆下品，唯有读书高"和"学而优则仕"是众多读书人的信条。华佗所生活的东汉时期，社会上读书做官的热潮已经达到顶点，这种社会风尚不能不对华佗产生影响。

但是，据《三国志·魏书·方技传》记载，沛国相陈珪荐举华佗为孝廉，太尉黄琬征辟他做官，他都不去。这又是为什么呢？

这可能有两个原因：一是华佗才气大，颇为自负，认为陈珪、黄琬荐举的官职都不大，不肯为之。二是他已经迷恋上医学，不愿为此小官而抛弃从小所喜好的医学。后来，在行医的过程中，华佗深深地感到医生地位的低下。随着他医术的越发精湛，接触的高官权贵也越来越多，在接触过程中华佗深感地位悬殊的差异，性格也变得乖戾了，难以与人相处，因此，范晔在《后汉书·方术列传》中毫不客气地说他"为人性恶，难得意"。在后悔和自责的同时，华佗在时刻等待入仕为官的机遇。

偏巧此时曹操招华佗进宫治疗头风，华佗便利用为曹操治病的机会，要挟曹操，意图求取官爵。可曹操却认为华佗以医见长，不适合为官，就没有给他任何官职。华佗便在治疗的过程中，故意拖延进程，并借口"当得家书，方欲暂还耳"，而到家以后，又假借妻子生病，数次逾期不归。

据《三国志》记载，华佗回家后，曹

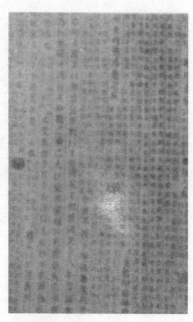

《佐传》中记载的"六七致病说"

中医外科与华佗

114

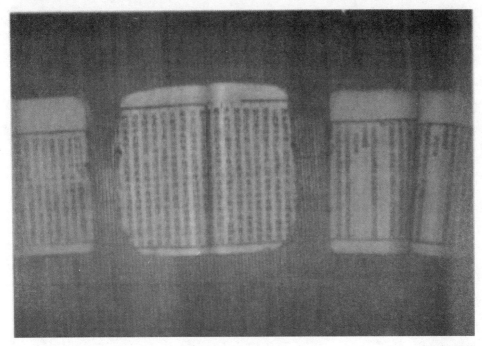

操曾经多次写信催他回来，还曾命令郡县官员将
华佗遣送回京，但是华佗还是不肯回来。

　　曹操大怒，派人前去查看，并吩咐：如果
华佗的妻子真的病了，就赐给四十斛小豆，并
放宽期限；如果华佗说谎，就拘捕押送他回来。
经查证核实后，华佗被打入大牢，荀彧还替华佗
向曹操求情，曹操不理，将华佗处死。由此看来，
华佗的死是曹操所害，也与他本人有关：华佗以
医术为手段，恃能求官路，反而招来杀身之祸，
这应该是他被害的直接原因。

　　所以在华佗死后，曹操的头风病虽然还是时
时发作，但始终不悔，还说："华佗能治好我的病。

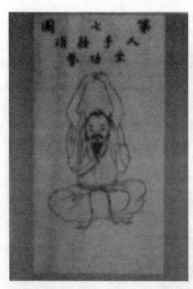

八段锦内功图

但他存心给我留下后患，想以此使自己受到器重。我即使不杀了他，他最终也不会替我把这病彻底治好的。"

华佗是否真能像曹操说得那样，故意留下病根，后人无从考证。可这话却一针见血，道出了华佗的心思和他被杀的原因。

（四）试药误亡

曹操得了头风病后，请华佗来诊治，华佗手到病除，曹操便把华佗强留在自己身边做了侍医。

有一天，曹操高兴，邀华佗到营房外去散心。

因为华佗一直想找机会离开丞相府，回到自己的诊所为更多的百姓看病，趁今天曹操高兴，华佗心生一计，他们玩得兴致正浓的时候，对曹操说："丞相，我有一事不明，不知该问不该问？"

曹操笑着说："何事？请讲！"

华佗脱口而出："家事、民事、国事，何事为大？"

曹操想了想，说："家为一，民为众，国为首。当然是民事、国事为大。"

"那丞相留我专为一人治病，而天下战祸横飞，灾难迭起，不知有多少人因为缺医少药而命丧黄泉，如今家事、民事、国事都摆在这里，不知丞相有何见解？"

"这……"曹操听到这里，明白了华佗的用意，沉思了半天说："我留你，只是为了家事，而忘了民事、国事。那好吧，我马上可以放你走。不过，在你走之前，能不能找出一种根治我头痛的长效药呢？"

华佗说："只要丞相放我回去，我一定会有办法根治你的病。"

就这样一连几次，曹操的病还是无法根治，华佗自然也无法离开，华佗心想：丞相伐董卓，平叛乱，日理万机，也是造福民众，于社稷江山有益，假若不把他的病治好，一旦在战场上发病，岂不坏了大事？

这一次，华佗没有马上就走，而是日夜翻书查典，经过几天没日没夜地查找，终于在他祖父留下的秘方里找到了一种可以根治头痛的药方。这种药叫"僵虫"，是地下棺材中死尸身上长的一种小虫，有毒。在祖传的秘方上留有一条眉批：慎用。华佗决定用这个方子给曹操根治头痛。他叫人去办了药来，亲自煎好，为避免曹操中毒，便自己先倒了一碗，想喝了试试。哪知此药有种特性，对有病者无妨，对无病者有毒，华佗腹痛钻

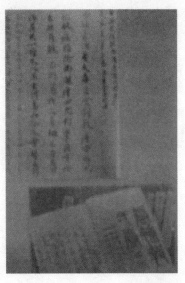

古代中医典籍

华佗之死

心，倒在地上直打滚。

华佗身边的人一见这种情景。便去把曹操请了来，此时的华佗虽已说不出话来，但还是用脚踢翻了药罐，示意曹操不可服用，不一会儿，华佗就气绝身亡了。一代"神医"就这样为试药，献出了宝贵的生命。

华佗辞世至今已经一千八百多年了，但百姓对他的怀念却从未停止。各地均建有纪念华佗的各种建筑，或举行各式的活动来纪念这位伟大的医学家。

华佗的出生地在安徽亳县，家乡父老多次集资，在城内东北部，相传是当年华佗开设医馆的原址建庙，以示纪念。清朝时重加修缮，取名"华祖庵"，解放后予以扩建，改名"华佗纪念馆"，由郭沫若先生亲笔书题。庵内正殿安放着华佗的塑像，两旁悬挂着名人诗画，周围陈列着相传为华佗的著作和常用药物。院中有一大池塘，相传为华佗洗药的地方。

据考，安徽省亳州市北的小华庄为华佗故居，为纪念华佗，乡人在小华庄北约400米处，建有华佗庙一座，庙中香火终日不断。每逢农历九月九日（据传说此为华佗生日），该庄华姓村民均集体到庙中

华佗纪念馆

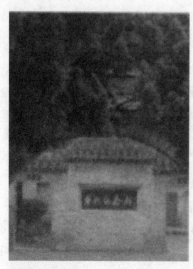

中医外科与华佗

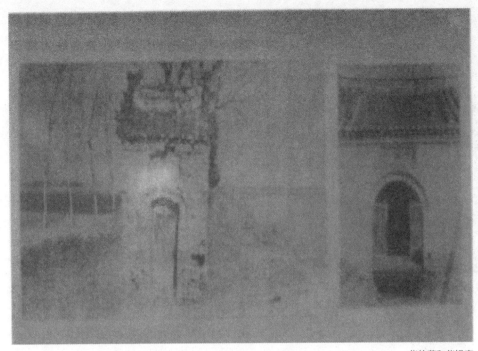

祭祀华佗。1986年为纪念华佗，乡人又在该处修建一座华佗庙及一所华佗医院。

河南许昌城北十余里外的苏桥，在一望无垠的麦田中，有一处墓地，四周由青砖墙垣环绕，迎面树立着一块古老的石碑，上书"汉神医华公墓"几个大字，为华佗的坟茔。离墓地不远，还有当年华佗女儿哭祭其父之处，俗称"哭佗村"。至今每逢节日，乡民们仍按惯例来此焚香祭祀，以求华佗神灵保佑，消灾除病。

沛县曾是华佗寄居和行医之地，建有一座华祖庙，庙里的一副对联，抒发了作者的感情，总结了华佗的一生："医者剖腹，实别开岐圣门庭，

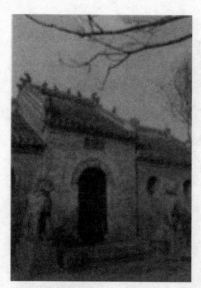
华佗庙

谁知狱吏庸才，致使遗书归一炬；士贵洁身，岂屑侍奸雄左右，独憾史臣曲笔，反将厌事谤千秋。"

华佗的弟子们对他更是怀有无限的深情。他们在广陵修建了华佗神庙，以表达对恩师的哀思和悼念。庙附近的一座小桥，相传人们取桥下的水来煎药，病情即可转危为安。因此，人们称此桥为"太平桥"。

徐州既是华佗游学之地，又是他学成为群众防治疾病之所。在徐州市中山路石磊巷有座华佗墓，相传华佗被杀之后，首级运回居地示众，华佗弟子樊阿将其首级配上石身，埋葬于铜山县（今徐州市铜山县）南，后因战乱，此墓不存。明永乐年间（1403—1424年），徐州城内某处土建时，挖出一大型头骨，人们猜测为华佗的骸骨，即在此处建起了颇具规模的陵墓和庙宇。现仅存"后汉神医华佗之墓"碑一座。

纪念华佗的建筑、庙宇、馆院当然不只这些，他在全国各地的药王庙都有塑像供奉。中医学传至海外，在东南亚等地的中医界也多塑像纪念。千百年来，"神医"华佗的美名有如涓涓不歇的水流，永远流淌在人们的心田。